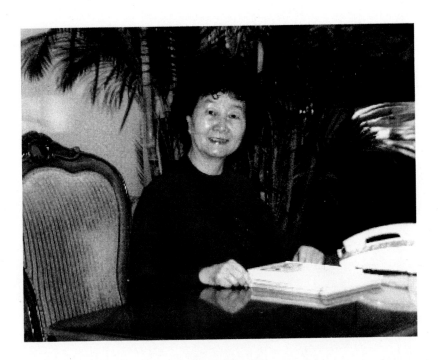

主编 吴大真

U0227378

　　吴大真主编，主任医师，教授。历任中国医药科技出版社、中国中医药出版社、中国医药报社、中国药学会、同济医院、北京中医药进修学院、北京国际医药促进会、中国保健协会、科普教育分会等单位的领导。

　　通讯地址：北京朝外工体西路吉庆里2-108

　　邮　　编：100020

主编絮语

前段时间,我看了中央新影拍摄的一部关于"农村合作医疗"的记录片。20 世纪 60 年代"赤脚医生"红遍大江南北,随着时间的推移、时代的变迁,这一切似乎也成了尘封的往事。我们这一代人赶上了那个时代的一切,个中滋味体会颇深。抛开其他因素,就事论事而言,"农村合作医疗"真是一个伟大的创举。"缺医少药"不仅是当时农村的状态,也同样是很多中小城镇的困境。中国人从来不缺少智慧,也从来不缺少办法,"赤脚医生"的诞生同样是个伟大的事物,我们就是用这些"土办法"一步步走来,一步步走到了新时代……走进了一个拥有 13 亿人口、百业振兴、社会急剧变化的时代。"医疗资源不平衡"是我们现在常常提到的一句话,其实说到底还是医疗资源的不足,毕竟我国还仅仅是一个发展中的大国。任何一个单一的办法都难于改变这种状况,从大处说需要政府的大力投入,全社会的支持;从小处说就需要我们这些医药工作者的努力,动脑筋,想办法,投入我们的智慧与汗水,奉献给这个伟大的国家,不愧于这个可爱的年代。

这套丛书的编著者都是医疗战线上的精英,他们把自己几十年的体悟浓缩成这些文字,希望给同道一个阶梯,一个攀登人类生命科学的阶梯;给同道一盏明灯,一盏探究人类生命深度的明灯。

过去的一年,中医中药有着太多的是与非,我们没有时间去争辩什么,希望用这套丛书给使用者提供点帮助。这套书在编排上打破"以病分科"的传统,按现代医学各科来分类,但整套书的核心还是中医"整体观"的体现。最后我借用秦伯未老为《医学见能》序语中一段:……是书之出,愿医者朝夕展玩。凡为人子父母者,去彼从此,而各手一编,广医学之识见,助天地之生成,获益诚匪浅,而其功又讵在作者下欤。

吴大真

2008 年于北京

名中医肥胖科绝技良方

○主　编：吴大真　李素云　杨建宇
　　　　　龚　德　王凤岐　魏素丽
　　　　　王　雷　李书义　陈幼生
○副主编：周　俭　曹烨民　李亚明
　　　　　赵小英　闫民川　史　学
　　　　　赵建宏　马石征　丁志远
　　　　　周新喜　戴武兵　曾瑞如
○编　委：魏素红　李彦知　史金花
　　　　　沈　威　杨志文

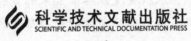

科学技术文献出版社
SCIENTIFIC AND TECHNICAL DOCUMENTATION PRESS

·北京·

（京）新登字 130 号

内容简介

本书凝聚了全国名中医治疗肥胖科疾病的众多绝技妙法与良方，如中医三型辨证治疗单纯性肥胖、降脂平肝汤治疗肥胖性脂肪肝、体针耳穴治疗中央型肥胖、肥三针治疗单纯性肥胖、耳穴按压法减肥、循经点穴推拿减肥等。这些绝技妙法与方药，经临床屡用屡效，深受国内外患者称赞。本书编著者都是医疗战线上的精英，具有丰富的临床经验，他们希望把自己几十年的体悟浓缩成这些文字，给同道一个阶梯，给患者一盏明灯。

本书将为临床医务人员、患者及其家属提供极有价值的参考。

科学技术文献出版社是国家科学技术部系统惟——家中央级综合性科技出版机构，我们所有的努力都是为了使您增长知识和才干。

目　录

六、综合疗法治疗肥胖……124

一、中医方药辨证治疗肥胖

中医三型辨证……治疗单纯性肥胖

翁维良等医师（中国中医科学院西苑医院，邮编:100091）采用中医辨治的方法治疗单纯性肥胖症，疗效满意。

【绝技妙法】

肥胖的发生与中年以后肾气渐衰，脾肾阳虚，脾虚湿滞，水湿化痰密切有关，即所谓"肥人多痰湿"。治疗上当以健脾利湿化痰为辨证之立法，也是治疗肥胖病最常用的方法。但翁维良等医师发现在中青年肥胖病人中颇多见胃热实证，消谷善饥，大便秘结，故治疗上当以清胃热，通腑气，以通为用。临床上尚可见到痰湿阻滞或肝郁气滞而导致气滞血瘀的肥胖病人，为此翁维良等医师将肥胖分为三型论治，以治标为主，兼证加减，治疗单纯性肥胖患者，取得一定疗效。

【常用方药】

将本病患者分为三个证型施治，并根据不同兼证予以加减用药。

(1) 脾湿痰浊：临床表现主要为体肥壅肿，胸闷憋气，气短乏力，体重倦怠，头晕心悸，腹胀饮食不多，下肢有时浮肿，舌苔白或白腻，脉细或细滑。治宜健脾利湿，祛痰化浊。

方用自拟清消饮：荷叶 12g，泽泻 15g，茯苓 15g，草决明

15g, 薏米 15g, 防己 15g, 白术 12g, 陈皮 12g。

(2) 脾胃实热：临床表现主要为多食，体肥健壮，消谷善饥，面色红润，口干舌燥，大便秘结（2～3日一行，甚则3～5日一行），舌红苔薄黄，脉弦有力。治宜清胃通腑、凉血润肠。

方用自拟清通饮：胡黄连 10g, 番泻叶 10g, 生大黄 10g, 生地 15g, 夏枯草 12g, 草决明 12g。

(3) 气滞血瘀：临床表现主要为形体肥胖，胸痛胁胀，烦躁易怒，食欲亢进，月经不调或经闭，大便偏干，舌质紫黯或有瘀点、瘀斑，脉弦。治宜理气活血。

方用自拟清降饮：生大黄 10g, 乳香 10g, 生蒲黄 10g, 川芎 12g, 红花 12g。

加减：以上三型患者凡兼有乏力、气短症重加黄芪或党参 15g；口干舌燥加麦冬 10g, 黄精 10g；头晕头痛加菊花或野菊花 15g；小便不利加车前草 15g, 猪苓 12g；痰湿重加杏仁 10g, 枇杷叶 10g；胃满加玫瑰花 10g；腰酸腿软加女贞子 15g, 枸杞子 10g。

中药每日 1 剂，分 3 次口服（或用浓缩煎剂，每次 20～30ml, 每日 3 次），治疗 15～45 天。治疗前后测身高、体重、腹围、腹部皮脂厚度。标准体重计算方法为：标准体重 (kg)=(身高 −100)×0.9

【验案赏析】

宋某，男,31 岁,工人,1987 年 4 月 20 日初诊。平素体健,母亲有肥胖病。平日食量每日 500g 左右，每日饮酒 50g, 近 2 年来体重增加过快，渐感乏力，气短，四肢困倦，舌苔薄白腻，脉弦细，身高 166cm, 体重 87kg(超重 46%), 腹围 103cm, 腹壁脂肪厚度为 67mm。证属脾湿痰浊，治以健脾利湿，祛痰化浊。予清消饮口服，每日 3 次，每次 20ml。连用 4 周后复查，疲乏症状消失，心悸症状减轻，食量比以前减少约 1/2, 舌脉象无明显变化，体重降为 83.5kg,

下降 3.5kg, 腹围减少 2cm, 腹部脂肪厚度降至 61mm, 下降 6mm。

分型与专方……治疗精神药物所致肥胖

周龙标等医师(上海市精神卫生中心邮编:200000)从中医药角度,结合临床实践对中医药治疗精神药物所致肥胖有探讨,现将其经验介绍如下。

【绝技妙法】

临床实践中发现部分精神病人在接受精神药物治疗后,出现形体肥胖,肢体沉重,舌象多为舌体胖、齿龈较深、舌质红绛红紫、苔黄腻,一派阴盛阳虚之证。肥胖劳役则脾病,病脾则怠惰嗜卧,四肢不收,脾既病则其胃不敢独行津液,故亦病焉。精神药物主要在肝中进行代谢,临床上也常见肝功能异常,以致引起药源性肝病,药物所致肥胖是药物副作用所致,而从祖国医学理论看来,乃肌体脾胃之衰弱,外邪侵袭,痰湿之故,或因劳倦伤脾所致。从病位上讲,肥胖会不同程度地涉及脾、胃、肝、胆、肾,但主要在脾胃。从病因上来看,有寒、热、湿、痰、气、血、瘀等多种致胖因素。因此,在临床上常表现虚实兼见,寒、热、湿混杂,多以脾虚、肾虚、肝气郁滞为主。

治疗时,分别运用辨证施治、辨证分型专用方、固定方和中西医综合治疗等方法。

【常用方药】

(1)辨证施治:脾胃虚弱者,应用温补脾胃治疗,选用香砂六君子汤合黄芪建中汤,以运脾健胃;

肝胃阴虚者,应用沙参麦冬汤,以养胃滋阴;

肝胃不和者，应用柴胡疏肝散，以疏肝和胃；

脾胃湿热者，应用清通饮或菠朴夏苓汤加减，以清热化湿和胃消痞；

痰浊中阻者，应用导痰汤，以消痰化浊之；

脾胃虚寒者，应用良附丸加减，以和胃温中。

（2）辨证分型专用方

●证见脾胃气滞者用专用方1号。方用金铃子、荷叶、泽泻、茯苓、薏仁、川楝、白术、谷麦芽等，以破气滞、消宿食、健脾胃。

●证见胃阴不足者用专用方2号。方用丹参、太子参、白芍、石斛、北沙参、黄精、山楂、神曲、陈皮、茯苓、甘草，以滋阴益胃、养阴升津。

●证见阴虚热郁、气滞血瘀者用用专用方3号。方用生大黄、乳香、没药、薄荷、川芎、红花、柏子仁、丹参、鸡内金，以清降理气。

●证见气虚湿阻热郁者专用方4号。方用番泻叶、泽泻、山楂、草决明，以利湿通便。

●证见肾阴不足者用知柏地黄丸，以滋阴补肾。

●证见痰湿者用清肺化痰丸，以清肺化痰。

（3）固定专方：治疗一般病例用精制大黄片，每天3次，每次5～8片，保持大便通畅，并视情可作适当调整服用剂量。

（4）综合疗法：对于有些病例，单用中药尚难奏效，便运用中西医两法，兼用药物、针灸、饮食、运动等，均可取得较为满意的效果。

在近2年内，共治疗精神病人60例，均运用辨证分型专用方，辅以固定方治疗，总有效率达78.4%，在治疗后体重下降平均2.1kg。

【验案赏析】

案1：陈某，男性，48岁，诊断为精神分裂症。体重73.5kg，身高 1.62m,情绪不稳、中脘部胀满、乏力、嗜睡,经服用氯丙嗪200mg,2 个月出现肥胖,后服专用方 3 号,辅以精制大黄片,1 个月后体重减轻 5kg,胀满消失,大便通畅,精神状态好。

案 2: 罗某,女性,36 岁,诊断为精神分裂症。入院时身高1.58cm,体重 55kg,因猜疑被害,有明显的语言性幻听。故给予氯丙嗪 400mg/d,2 月余精神症状改善,幻听减少,但体重增至 72.5kg,出现肥胖,食欲增加,便秘,行动不灵活。后服用专用方 3 号及精制大黄片,40 天后体重减轻 7kg,大便通畅,住院 4 月余,病情获显效出院。

【按语】目前中医药治疗肥胖有一定效果,但其原因复杂,影响因素诸多,所用药物机制尚需研究,更需注意剂型改革,使之更趋方便、持久而有效。

理气活血祛痰……治肥胖人闭经

赵兰青等医师(云南省曲靖市妇幼医院,邮编:655000)从中西医理论探讨肥胖人闭经的机理,提出脏腑功能低下,特别是肾虚,是形成痰湿型体质的关键,也是造成肥胖人闭经的重要原因,从而确定提高脏腑功能、及时祛邪为治疗本病的基本原则。

【绝技妙法】

肥胖人痰湿的形成可因先天禀赋不足,或因后天外感六淫、饮食不节、劳倦内伤等损伤脏腑,导致脏腑功能低下,尤其是肾虚而发本病。虚不能温运脾土,水湿不运,聚湿生痰,阻碍气机,经脉受阻,冲任失调;金生水,肺金感邪,可母病及子,轻者月经量少、稀发,重者出现闭经。

治疗时以解除致病因素为其首要：外感六淫邪毒者祛邪外除，过食膏粱厚味者尽可改变饮食习惯，多食清淡之品；生活起居没有规律且长期从事重体力劳动者尽可适度休息，起居有节；安逸之人尽可参加体育锻炼；心情郁抑、紧张者可配合心理疏导。

【常用方药】

治疗方药以补肾为主、增强脏腑功能为治痰之本。偏于肾气虚，以二仙汤、阳和汤等为基础方；偏于肾阴虚，以六味地黄丸、二至丸为基础方；兼肺气虚，加用生姜甘草汤、补中益气汤等；兼脾气虚，以六君子汤、参苓白术散等佐之。

理气、祛痰、活血可并驾齐驱。痰作为病理产物，又是致病物质，其阻碍气机出现气滞、血瘀；痰为阴邪，可损伤阳气，痰又可化热、化燥，治痰之要，理气为先，气顺则一身之津液亦随气而顺矣。气行则血行，气行则痰亦行，血活则痰化，痰化则血易行。

理气：宜选用桔梗枳壳汤，辛散可选用麻黄、细辛。

降气：可选用三子养亲汤，甚则用大黄通腑下气。温化寒痰可选用半夏、白芥子、南星。

清化热痰可选用瓦楞子、瓜蒌仁、夏枯草、竹茹。

活血通经可选用丹参、牛膝、川芎、山楂、王不留行子、路路通，甚则用穿山甲、土鳖虫等走窜力较强的药物。

【验案赏析】

李某,31 岁。1998 年 3 月 24 日因停经 3 月伴双下肢冷痛住院。患者素往月经正常,7 年前顺产一胎,产后淋雨,渐出现双下肢冷痛,曾半年内体重骤增 10 余 kg。近 2 年月经稀发,未避孕亦不曾怀孕,曾用人工周期调治 2 月,停药后症状依旧。入院时除具上述主症外,微见干咳恶风,便秘。身高 155cm,体重 73kg,常规体检及妇检正常,

B超排除早孕。初诊：闭经。证属肾虚夹风寒湿邪，肺气失宣，血脉闭阻，首治宣肺散寒，活血化痰通络，方投麻辛附子汤加减。处方：麻黄10g，细辛3g，生姜3片，川芎、牛膝、苍术、防风、土鳖虫各15g，苡仁、路路通、山楂、丹参各30g，甘草10g。服药2剂后经行、咳止。后重在补肾通阳，宣降肺气，健脾化痰逐瘀。处方：龟鹿补肾胶囊0.8g，日2次；大黄粉3g，日1次；桔梗、陈皮、土鳖虫各10g，莱菔子、苡仁、瓦楞子、茯苓、丹参各30g，仙茅、淫羊藿、川芎、苍术、法夏、香附各15g，水煎服，2日1剂。服药2月余，随访1年月经正常。

自拟小儿减肥散……治疗少年肥胖症

邱志济等医师 (浙江省瑞安市广益中医疑难病诊所，邮编:325200) 用自拟小儿减肥散治疗少年肥胖症，收效满意。

【绝技妙法】

少年肥胖症和中老年肥胖症，其病因病机同中有异，因少儿脏腑娇嫩，治法亦当有异。究其少年肥胖症病机既有先天遗传因素，又有后天肝脾损害后 (如肝炎后遗发为肥胖亦屡见不鲜) 导致人体脂类代谢异常，内源性毒物暨痰瘀湿浊郁积阻滞至血浆胆固醇、甘油三酯、B脂蛋白高于正常值。因少儿嗜食生冷肥甘，伤脾败胃，久而久之，痰瘀湿浊郁阻成积，气机阻滞，肝脾肿大，人体内三焦代谢功能失调，水湿痰浊滞留肌肤、胃肠，发为肥胖。

【常用方药】

自拟小儿减肥散组成：广木香、砂仁、炒枳壳、炒白术、皂荚、荔枝核、莪术。

服法:研粉密封备用,1日服量:6 ~ 12岁8 ~ 12g,13 ~ 18岁13 ~ 15g。每日量分3次,饭前用市售南方黑芝麻糊或红枣汤调味,温开水送服。服药期间忌食各种补品、饮料、矿泉水和生冷食物。60天为1个疗程,一般服用2 ~ 6个疗程。

自拟小儿减肥散乃在《景岳全书》"香砂枳术丸"上加味。香砂枳术丸为治水湿痰浊滞留脾胃方,加莪术理气消积磨,变其舍肝而救脾,为肝脾同治;加皂荚除顽痰,涤垢腻功力最强,凡肠胃有垢腻秽恶之气,皂荚能荡涤垢腻,宣通秽积,肠胃垢腻秽恶之气,乃指水湿痰浊滞留,是脾胃虚损之病理产物,皂荚少用久用颇能健脾,涤痰,去脂减肥;更有荔枝核之助,颇能行散水湿痰浊,且荔枝核固精益肾,能去脂减肥,皂荚伍荔枝核有一开一敛之妙,盖痰浊垢腻并水湿之邪宜开,脾肾精气宜敛,取荔枝核为伍乃亦取前人治痰者必须治气之说,气顺则痰逐饮消,水湿得运;荔枝核配香砂虽属温燥之品,乃有柔润之性,荔枝核既有补肾命以温养脾土之功,又有滋肾阴以降妄炎之火之效。全方共奏补脾气以助运化之目的,水升火降,脾肾健旺,三焦代谢复常,人体内脂类代谢随之复常。少年肥胖症重在治脾,肝脾肾同治乃求本之治。

自拟千金老来瘦汤······治疗老年性肥胖

于真健医师(浙江省绍兴市中医药研究所,邮编:310006)自拟千金老来瘦汤治疗老年性肥胖,收效明显。

【绝技妙法】

肥胖患者除体重超标准外,临床主症尚有:身体胖大,神倦乏力,步履沉重,呼吸短促,心悸怕热,多汗,下肢浮肿,苔淡,脉沉濡或滑。肥胖病临床证型多,症状复杂,虚中有实,实中有虚,虚实并见,寒热交错,多脏受累。概括其病机为:"肥人多痰湿"。痰湿阻滞,气血运行不畅为其主要病理变化,处方用药的作用点应是抑制体内脂肪的合成,促进体内脂肪的转化,调整体液的代谢和平衡。

【常用方药】

自拟千金老来瘦汤组成:葛根、虎杖、生山楂、车前子各30g,夏枯草、泽泻各15g,炒莱菔子、大腹皮、桃仁、王不留行各12g。

辨证加减:脾虚湿滞者加黄芪、当归、川朴各10g;肝气郁结者加柴胡、郁金、枳实各10g;胃热湿阻者加黄连5g,菖蒲12g;气滞血瘀者加生香附、茺蔚子各12g。

用法用量:每日1剂,水煎二汁,混合后分2次服,30天为1个疗程。停药后每日用生山楂30g,夏枯草10g,开水浸泡代茶饮服。

自拟千金老来瘦汤中葛根有较强的解痉作用,能扩张血管,增强毛细血管通透性,改善微循环;虎杖、山楂、桃仁、莱菔子、车前子活血散结,化瘀利尿通便;夏枯草、泽泻、大腹皮清肝泄热,下气宽中,更有王不留行通利关窍,走而不守。全方具有活血散结、化浊行滞功效,既体现中医辨证特点,又根据现代药理研究,重视选用改善血液流变性和降脂、扩张血管的药物,故治疗单纯性肥胖能获得较好疗效。

自拟降脂减肥汤……治疗高脂肥胖

卢光医师(浙江省余姚市人民医院,邮编:315400)治疗高脂肥胖症多年,根据中西医结合原理,从有降脂作用的中草药中筛选,并结合中医理论法则,自拟了降脂减肥汤方,治疗高脂肥胖病人,效果比较理想。

【绝技妙法】

人体膏脂生成后，在脾的"散精"、三焦气化等的作用下，可渗入血中，随血脉运行周身，营养物质为机体所利用（或贮而备用），多余部分则通过肝胆之疏泄、脾之运化而排出体外。若摄入过多，或转输、利用、排泄失常，则可留于体内。入血即成高脂血症，滞于脉外则成膏脂而为肥胖。这种血中之脂中医学谓之"痰浊"，因其附着于血脉内外、滞缓血行，因而本症也时常出现"气滞"、"瘀血"等病理变化。治疗宜活血通瘀滞。虽然中医辨证分型，可把高脂肥胖分为肝肾亏虚型、脾肾阳虚型、肝肾阴虚型，但从临床实践可以看到，虚症患者实属罕见，而且单纯用补法，收效甚微。

【常用方药】

自拟降脂减肥汤组成：夏枯草 6～10g，绞股蓝 10～30g，山楂 10～15g，制首乌 10～15g，荷叶 5～10g，玉米须 15～30g，厚朴 10g，枳实 10g，大腹皮 15～30g，泽泻 10～15g，大黄 6～18g，红花 3～10g，决明子 10～30g。

服法：水煎服，每日 1 剂，分 2 次服，30 剂为 1 个疗程。可根据每个患者的具体症状和减肥疗效，调整药物剂量。

服降脂减肥汤 30 剂后，体重均有不同程度下降，最少者降 1kg，最多者下降 8kg。未发现产生副作用病例，而且血脂化验、各项指标均趋于好转。

自拟降脂减肥汤中，夏枯草、决明子、大腹皮、大黄散结清火而导滞；厚朴、枳实理气疏肝化痰浊；红花、山楂散瘀消积；荷叶、玉米须、泽泻渗湿而健脾运；绞股蓝、制首乌不但有健脾益肾降血脂作用，更有弥补恐攻伐太过而伤正气之虑。需要指出的是无便秘者慎用大黄。

【验案赏析】

王某,女,32岁。2000年7月20日初诊。身高1.62m,体重84kg。体重指数为32,属中高度肥胖。经降脂减肥汤治疗1个疗程后,下降体重8kg。3个疗程后共下降体重20kg,体重指数降到24.4,追踪至今未反弹。

【按语】降脂减肥方的应用,虽然能促进人体脂肪代谢而达到减肥之目的,但正确指导患者合理的饮食起居更为重要。这是巩固疗效、防止反弹、维持正常体重的关键。因此无论减肥的方药有多灵验,如果患者不能改变多吃少动的坏习惯,仍然收效甚微,而且容易反弹。

自拟减肥合剂⋯⋯治疗单纯性肥胖症

王 琴等医师(广东省广州市荔湾区中医医院,邮编:510140)自拟减肥合剂治疗单纯性肥胖症,取得较好疗效,副作用轻微。

【绝技妙法】

肥胖主要是与脾虚、痰、湿、血瘀有关。原因主要是机体先天禀赋不足,久坐少劳,饮食不当,情志失调等因素作用下,阴阳、气血、脏腑功能失调,三焦元气不足,导致水湿、痰浊、膏脂等壅盛于体内所致。高脂血症属中医学"血瘀"、"痰浊"范畴,正所谓"肥人多痰"、"肥人多瘀",其发生无论何种病因,均以脏腑功能失调为主,其病位主要在肝、脾、肾三脏,尤以肾脾两脏为主。脾失健运,水湿及水谷精微运化失常,导致"痰浊"、"痰湿"内生,痰瘀互结,沉积血府,脉道失柔是高脂血症发展成心脑血管疾病和机体衰老的必然转归。痰瘀多夹有气滞，阻塞脉道，清阳不升，浊阴不降。饮食不节、过逸少劳为其外因，肝肾阴虚、肾精亏虚、肾阳衰弱为其内因。

自拟减肥合剂用于治疗单纯性肥胖症不仅体重、腰围明显缩减，臀围也有减小趋势，血脂代谢紊乱状态亦有明显改善。因此，对因超重及高脂血症引起的心脑血管疾病有较好的防治作用。

【常用方药】

自拟减肥合剂组成：山楂、荷叶、泽泻三味，比例为 1∶2∶1，每次 1 包（6g／包），每天 3 次，连服 6 个月为 1 个疗程。

应用减肥合剂治疗后，60 例病例中，显效 19 例，有效 32 例，无效 9 例，有效率为 85%。无加重病例。血脂紊乱状态明显改善。服药后，患者血压、空腹血糖、肝及肾功能各项检查未见异常，未见饥饿、厌食、腹泻、乏力等副作用，减肥后无皮肤松弛，仅偶见肛门排气增加 (2.8%)。

在减肥合剂中荷叶能化痰降浊，治疗肥胖症已为历代医家所证实。药理研究表明，荷叶所含生物碱、黄酮具有调血脂作用，能调节人体脂质代谢水平，清除体内代谢产物，从而达到迅速、有效降低血脂的目的。山楂味酸，性甘温，具有健胃消食、祛痰化瘀降浊等功效。药理研究证实，山楂含酒石酸、柠檬酸、山楂酸、黄酮类、内酯、糖类及甙类等，能增强胃中消化酶的分泌，促进消化；所含的脂肪酶可促进脂肪分解；有机酸能提高蛋白酶的活性，使肉食易被消化。泽泻含三萜类化合物，干扰外源性胆固醇的吸收和排泄，减少合成胆固醇的原料乙酰辅酶的生成，抑制外源性的吸收和内源性的合成，具有利湿化痰的作用。减肥合剂为纯中药制剂，治疗单纯性肥胖症患者疗效确切，无毒副作用。荷叶、泽泻利湿化浊，山楂行气散瘀，三者合一，可活血化瘀行气，健脾助运，消食化浊，具有减肥降脂之功。

自拟减肥方……治疗单纯性肥胖

王　翔医师(连云港圣安医院，邮编:222100)应用自拟减肥方治疗单纯性肥胖，并与常规西药治疗比较，疗效满意。

【绝技妙法】

中医学认为：肥胖患者多脾虚胃热、痰湿中阻，或肝郁气滞，致使痰湿留于脏腑肌腠之间，成为郁滞累赘，久之甚至可以变生消渴、中风、胸痹诸疾，治疗宜早。脾胃为生痰之源，肝主疏泄，故应从脾胃、肝论治。

【常用方药】

自拟减肥方组成：大黄、番泻叶各2g，栀子、枳壳各15g，黄芪、当归、白术、甘草各1g。

服法：粉碎成20目，装成袋泡茶形式，每袋11g，日2袋，泡茶频服。治疗1个月。

自拟减肥方以大黄、番泻叶为君，荡涤肠道积滞，清除肠道湿热；栀子、枳壳清肝火、除湿热、化痰利气、行气导滞为臣；白术健脾祛湿，使痰不生，当归活血、润肠通便，黄芪补肝益脾，使攻下而不伤正，甘草补气保肝、调和诸药，4味共为佐使。诸药并用共奏调肝补脾、化痰祛湿之功，从而达到减肥降脂不伤正的目的。

减肥方······治疗单纯性肥胖症

唐红珍医师(广西中医学院附属瑞康医院,邮编:530011)临床上采用减肥方治疗单纯性肥胖症,取得了满意的疗效。

【绝技妙法】

中医学认为,肥胖主要与"气"、"湿"、"瘀"有关,气的功能降低,气虚导致推动无力,生湿生痰,痰湿阻络日久导致瘀血,瘀血又可加重痰湿,使痰湿更难除去,患者出现臃肿肥胖。本研究也发现临床上大多数肥胖患者具有神疲乏力、胸脘痞闷、痰多气短、舌质暗、边有瘀斑、苔白腻等气虚、痰瘀互阻等表现。

【常用方药】

减肥方组成:山楂 15 ~ 20g,苦丁茶 5 ~ 10g,丹参10 ~ 15g,决明子 10 ~ 15g,茯苓 15 ~ 30g,白术 10 ~ 15g,大黄 6 ~ 10g,泽泻 10 ~ 15g。

服法:每日1剂,水煎,温服。3个月为1疗程,每间隔1个月可停药1周。服药期间,避免高脂、高糖及高盐饮食;运动基本保持服药前状态。

减肥方由山楂、苦丁茶、丹参、决明子、茯苓、白术、大黄、泽泻等药物组成,具有化痰、消瘀、减肥、益气的作用。现代药理研究也表明,山楂等药物具有降低血中胆固醇和甘油三酯的含量,抑制其吸收和促进其排泄等作用。本临床观察结果表明,患者经减肥方治疗后,其临床症状好转,体重减轻,总有效率高达 76.7%,表明减肥方对单纯性肥胖病具有较好的治疗作用。

复方山楂减肥汤……对肥胖者生化指标的影响

马永泽等医师(西安市中心医院,邮编:710003)以自拟复方山楂减肥汤对单纯性肥胖者的生化指标进行效果观察,疗效满意。

【绝技妙法】

马永泽医师认为,肥胖病虽临床证型多,症状复杂,虚中有实,实中有虚,虚实并见,寒热交错,但概括其病机为"肥人多痰瘀",痰湿阻滞,气血运行不畅,痰瘀互结而浊脂沉积。

【常用方药】

复方山楂减肥汤基本组成:山楂30g,泽泻20g,制大黄10g,郁金10g等。

服法:患者每日用复方山楂减肥汤,水浓煎,日1剂,早、晚分服。40天为1个疗程,治疗结束检测体重、腰围、臀围及各生化指标。

单纯性肥胖者连续服用复方山楂减肥汤40天后,各项体重指数改善均有显著意义,体重的下降与血清TC、TG的下降,HDL-C的升高呈一定的相关性。同时,均无节食及不良反应,可见复方山楂减肥汤能有效地降低血浆中脂质和脂蛋白等成分,对单纯性肥胖者有一定的减肥作用。

复方山楂减肥汤中生山楂醒脾消食,活血散瘀;泽泻利湿;大黄活血散瘀,涤荡肠胃;郁金行气活血;全方共奏温化痰瘀、降脂减肥之功。药理研究证实,方中生山楂有较强的降血脂和消除体内过剩脂肪的作用;泽泻的多种成分有明显的降低血清胆固醇作用,其中泽泻醇A-24-醋酸脂降脂作用最强;郁金所含姜黄醇提取物、姜黄挥发油、姜黄素均有降低血浆胆固醇、甘油三酯的作用，并能使主动脉中总胆固醇、甘油三酯含量降低，其中尤以姜黄醇提取物和姜黄素提取物作用最明显；大黄提取物能作用于体内脂肪细胞，使之体积缩小，且数量减少，实验中并见到有局灶性脂肪溶解现象。组方的基点是抑制体内脂肪的合成，调整代谢而达到减肥目的，故治疗单纯性肥胖能获得较好疗效。

运脾化湿汤⋯⋯治疗肥胖型 2 型糖尿病

徐生生医师（江苏省泰州市中医院，邮编:225300）应用自拟运脾化湿汤治疗肥胖型糖尿病，取得满意疗效。

【绝技妙法】

肥人多痰，湿浊内盛，痰湿乃是肥胖型糖尿病的主要病理因素。"脾为生痰之源，治痰不理脾胃，非其治也"。"运脾即补脾"，这便是拟定运脾化湿汤的理论依据。所有病例在严格控制饮食的基础上，服用中药运脾化湿汤。

【常用方药】

运脾化湿汤组成：人参、黄芪各 20g, 山药、茯苓各 15g, 薏苡仁 25g, 砂仁 6g, 苍术、泽兰、佩兰、法半夏、白芥子、莱菔子、枳实各 10g。

加减：痰瘀互结者加川芎、赤芍各 10g, 僵蚕 6g; 痰气交阻者加柴胡、桑白皮各 10g, 陈皮 6g; 脾肾阳亏、痰浊内盛者加肉桂 5g, 熟附片 6g。

服法：上药每日 1 剂，水煎 400ml, 分 2 次服。2 个月为 1 疗程，治疗期间停用任何其他治疗糖尿病的中西药物。

运脾化湿汤中人参、黄芪、山药、白术、薏苡仁运脾补气；砂仁、佩兰、苍术芳香化湿，既可醒脾助运，又防止补脾过分滋腻壅遏；白芥子、枳实、莱菔子泻浊化痰；泽兰有活血行水之功。诸药配伍，共奏补气运脾、化湿解困之功。现代药理亦证实方中多味中药具有不同程度的降血糖、血脂作用，故临床疗效肯定。

调脂减肥汤……治疗肥胖症

李晓侠等医师（陕西省三原县中医医院，邮编:713800)运用调脂减肥汤治疗肥胖症，效果较好。

【绝技妙法】

肥胖症属中医学"眩晕"、"头痛"范畴，是高血压病、心脑血管病及糖尿病的危险致病因素。在现代生活水平提高后，恣食肥甘，运动量少，摄入增多，消耗减少，而致精从浊化，凝聚为痰，化为脂浊，瘀阻脉络，瘀久则化热，热灼津液则血黏稠。治宜清血热，化瘀浊，通脉络。

【常用方药】

调脂减肥汤药物组成：丹参、生山楂、夏枯草、益母草各 30g，生蒲黄、川芎、赤芍药、钩藤、地龙、牡丹皮、灵芝各 15g，生何首乌、决明子、泽泻、桑寄生、虎杖、牛膝、红花各 10g。

加减：肝阳上亢加龙胆草、黄连；阴虚血热加生地黄、玄参、知母；失眠多梦加炒酸枣仁、夜交藤、龙齿；胸闷气短加瓜蒌、桂枝；头痛目胀加菊花、蔓荆子。

服法：每日1剂，水煎400ml，早、晚分服。30日为1个疗程，一般服用 1 ~ 3 个疗程。

　　调脂减肥汤方中丹参、川芎、红花、灵芝、牡丹皮凉血活血,清热解毒;生蒲黄、生山楂、生何首乌、泽泻、虎杖、决明子、益母草以化瘀浊,通脉络;钩藤、牛膝、地龙、夏枯草、桑寄生以泻肝火,滋补肝肾。

　　现代药理研究证实,丹参、川芎、红花、益母草可使血流加快,改善血液循环,降血脂,丹参可以促进脂肪在肝内氧化;生山楂、生蒲黄可以降低血脂,减少胆固醇的吸收;泽泻可促进血中胆固醇的转化,以降低血中胆固醇的含量;决明子、生何首乌有软化血管、降低血脂之功效;决明子、牛膝、夏枯草有降血压之功效。

【验案赏析】

　　王某,男,42 岁,司机。就诊时头昏、头木、头脑不清醒、多梦失眠 6 个月。由于职业性质近 1 年来体重增加。高血压病病史 1 年余。查体:血压 20/12.7kPa(150/95mmHg),身高 172cm,体重 83.5kg,体重指数为 28.3。舌质红,苔黄少津,脉弦数。化验室检查:总胆固醇 6.9mmol/L,甘油三酯 3.3mmol/L,低密度脂蛋白胆固醇 3.27mmol/L。西医诊断为高脂血症,肥胖症,高血压病 2 级。中医诊断为眩晕。辨证为肝肾阴虚、虚火上扰。治宜滋阴清热,平肝熄风。予调脂减肥汤加玄参、生地黄、龟版、知母、黄柏,并嘱合理饮食,加强运动锻炼。连服 30 剂后诸症好转,感觉偶有头昏,血压 18.7/12kPa(140/90mmHg),总胆固醇 6.2mmol/L,甘油三酯 1.7mmol/L,低密度脂蛋白胆固醇 3.5mmol/L,体重 81kg,体重指数为 26.8。原方续服 30 剂后查血脂指标:总胆固醇 5.6mmol/L,甘油三酯 1.6mmol/L,低密度脂蛋白胆固醇 3.14mmol/L,血压 18.7/11.3kPa(140/85mmHg),体重 79kg,体重指数 26.8。再继服上方 30 剂后查血脂指标、血压在正常范围,体重为 71kg,体重指数

24。继续观察 3 个月加之合理饮食及适当运动，血脂、血压及体重指数无反弹。

【按语】临床观察证明，调脂减肥汤有调血脂、降血压、减肥作用，疗效可靠，无任何毒副作用，不失为治疗肥胖症的有效良方。

加味升降散……治疗产后肥胖并发闭经

赵景明等医师（山西省寿阳县妇幼保健院，邮编:045400)用加味升降散治疗产后肥胖并发闭经，疗效满意。

【绝技妙法】

"肥人经闭，必是痰湿与脂膜壅塞之故"。因孕期、产后俱以蛮补，营养过盛，产后处优少动，每致脉络壅阻，气失畅利，阴阳失调，运化乏力，遂为痰湿停聚而渐致体胖；又因痰湿阻滞经络，气血运行不畅，冲任不利并发经闭。

【常用方药】

加味升降散组成：白僵蚕 9g，净蝉衣 6g，制大黄 12g，片姜黄 15g，生山药 30g，生白术 12g，制香附 12g，白芥子 12g，全当归 15g，生山楂 30g。

加减：腰困肢冷加巴戟肉 15g，仙灵脾 15g；腹胀体倦加广木香 9g，茯苓 15g；胸闷烦恶加胆南星 9g，姜半夏 6g。

服法：水煎，早、晚 2 次饭前服，1 剂药煎服 3 次，1 周服药 3 剂，2 个月为 1 个疗程，停止治疗 1 个月行下 1 个疗程，共治疗 3 个疗程。若经 1 个疗程治疗不愿服煎剂者，可将原药按比例研末制成丸、散剂，1 次服生药 9g，1 天 3 次饭前服。

治疗期间如经至，可服桃红四物汤（2～3剂）：当归15g，赤芍24g，川芎15g，熟地15g，桃仁12g，红花9g，腹胀加三棱、莪术各9g；腹痛加醋元胡9g，益母草30g；腰困加菟丝子、怀牛膝各15g；经色暗红或夹有血块加生蒲黄、五灵脂各9g。治疗期间饮食宜清淡，起居有常，适当锻炼。

加味升降散方中僵蚕辛散，纳天下桑禾太阳清灵体僵不腐，升阳中之阳；蝉衣甘寒，饮地上雨露太阴精华易体形具，清热升阳，与僵蚕同施协升阳中之清阳；大黄苦寒，泻热逐瘀，通利水道，推陈致新；姜黄苦温，下气破血，逐邪伐恶，行滞通经，与大黄相伍共降阴中之浊阴；佐辅山药、白术培中州健脾土，运化水湿；香附、白芥子除湿化痰散结行滞；当归、山楂养血化瘀通经利水。诸药伍用，痰湿得化，气顺血和，阴阳平秘，体爽经调。

五苓散……减肥降脂

来圣林医师（云南省林业中心医院，邮编：650222）用《伤寒论》五苓散方防治肥胖症，确有奇功立显，妙不可言之效。

【常用方药】

五苓散为温阳化气、健脾利水之剂，《金匮要略》治痰饮，余仍遵原书制散剂服用。

组成：猪苓、茯苓、泽泻各30g，白术60g，桂枝18g。

服法：每次服3～6g，早、晚各服1次，温水送下。

白术用量加倍，因为肥胖及冠心病、高血脂患者，均为久病中虚之人，白术补脾益气，服用耐久。《本草通玄》载："白术补脾胃之药，更无出其右者……土旺则清气上升而精微上奉，浊气善降，而糟粕下输……"，所以白术不仅能利尿而且能润通大便。

据现代实验报道：白术有降低血糖，促进胃肠分泌，促进血液循环，具有利尿及升高白细胞作用；桂枝扩张血管，并能镇静止痛，促进胃液分泌，增强消化机能；茯苓、猪苓均有利尿、镇静、提高免疫力、抗肿瘤的作用；泽泻具有降压降血脂，解除血管平滑肌痉挛功能。

【验案赏析】

冠心病肥胖患者，男，44岁。体重75kg，胆固醇380mg，β-脂蛋白1200mg，三酸甘油脂240mg，有胸闷气短烦躁等症状，经服五苓散4个月，复查体重减为70kg，血液化验亦降至正常范围，同时已戒除烟酒，并配合体育锻炼，少吃厚味，症状消退，自觉一身轻快。

降脂减肥健美饮……治疗高脂肥胖症

张淑亭等医师（河北医学院二院，邮编：050000）采用降脂减肥健美饮治疗高脂肥胖症，疗效良好。

【绝技妙法】

肥胖症是一种本虚标实之证。所谓本虚，是以气虚为主，病位在肺脾肾，肺气虚则肃降无权，气不行津，正常水液不能下输膀胱而形成湿痰留饮。脾虚运化无权，升降失司，水液代谢失常则聚湿成痰，以致精微反成痰湿。肾气虚则温煦气化功能失职，水液失其所主，水液湿浊停聚为患，代谢异常。气为血之帅，气行则血行，气滞则血凝，肺脾肾三脏俱虚，则推动无力，血流不畅，瘀血内阻，痰湿瘀浊内生，血脂代谢异常。如此恶性循环，导致中老年人高脂肥胖症。

降脂减肥健美饮立意在于补益脾肺，益气固表，填精荣颜，分利二便,以达降脂减肥健美。

【常用方药】

降脂减肥健美饮组成:党参 15g,茯苓 10g,白术 10g,车前子 10g(包煎),熟地黄 15g,泽泻 10g,丹参 10g,山药 10g,何首乌 10g,山楂 10g,猪苓 10g,大黄 10g,炒枳壳 10g。

煎服法:加水 2000ml,煎至 500ml,每次服 250ml,分早空腹、晚睡前 2 次服用。

据现代药理提示:丹参能调节免疫功能,使血流速度增快、改善微循环。参芪术补气健脾利湿,益气固表止汗。熟地、首乌滋补肝肾阴血,固本填精荣颜。泽泻、猪苓、车前、大黄分利二便。炒枳壳舒理全身气机。山楂活血降脂。脾健肾充,肺气通调,则湿痰留饮瘀血得以清除,标本兼顾。

【验案赏析】

白某,53 岁,主管护师。1992 年 9 月来诊。身高 160cm,实测体重 81kg,肥胖度为 49%,属中度肥胖。体胖 15 年,产后心肌病 17 年,心电图示:窦性心动过缓伴不齐(33 ~ 55 次/分),高脂血症 14 年,高血压病 8 年。近 3 年来体重增长迅速,面白体虚胖,活动后则心悸气短,头晕乏力,汗出淋漓,两下肢浮肿,腹部、臀部和肩部脂肪堆积过多,下蹲困难。舌淡苔白有齿痕,脉沉细结。证属心肾不足,脾虚湿盛。经用中药为主,每日加用芬氟拉明 20mg,治疗 1 个疗程后,体重下降 10kg,血脂降至正常,心率在 50 ~ 59 次/分,血压 19/12kPa,腹臀部脂肪大减,活动后无不适,心悸气短乏力明显好转,饮食二便正常。1994 — 1995 年复查血脂,各项指标全在正常范围,体重未增加。

化痰补肾方……治疗肥胖型闭经

陈锦黎等医师(上海中医药大学附属龙华医院,邮编:200032)在长期临床实践中体会到化痰补肾法较之单纯化痰法治疗肥胖型闭经,疗效更为满意。

【绝技妙法】

痰浊闭经以身体肥胖为主要症状。因素体肥胖痰湿内盛,致痰湿、脂膜壅塞冲任,气血运行受阻,血海不得满溢,遂致闭经。肾主水,水泛则为痰,故痰之化无不在脾,而痰之本无不在肾。痰即水也,其本在肾,其标在脾。在肾者,以肾虚水不归源,水泛为痰;在脾者,以脾虚饮食不化,土不制水。痰湿型闭经当责之脾、肾两脏。故在化痰基础上加入补肾调冲之品,补肾在于益先天之真阴,以填精养血化痰通经,使通经疗效有所提高。

【常用方药】

化痰补肾方组成:苍术、白芥子、胆南星、竹茹、香附、陈皮、半夏。

加减:加用菟丝子、覆盆子、仙灵脾,补肾调冲;若大便秘结加全瓜蒌,伴痤疮加黄芩、桑叶。

服法:每日1剂,以6个月为1个疗程。

自拟化痰补肾方以叶天士《叶氏女科证治》中苍附导痰丸为基础加减出入。其中苍术燥湿醒脾,香附理气散结以开胸胁之痰;胆南星祛痰宣壅通闭;白芥子辛散利湿,温通豁痰,兼之搜皮里膜外之痰湿;菟丝子、覆盆子、仙灵脾益肾固本调冲。全方配伍具有化痰通络补肾调冲之效,药后则痰湿去,经脉通,气血畅,月事下。

健脾化痰药膳……治疗女性单纯性肥胖

张穗娥等医师（广东省深圳市中医院，邮编:518033）采用益气健脾、化痰利湿药膳治疗单纯性肥胖，取得较好疗效。提示益气健脾、化痰利湿药膳能提高针灸治疗单纯性肥胖女性患者的疗效，并可降低患者的血脂水平，且无明显毒副作用。

【绝技妙法】

肥胖是与内分泌、遗传等因素有关，或热量摄入超过消耗而引起脂肪组织过多的一种疾病，治疗的目的是使热量的摄入和消耗达到平衡。针灸有明显控制食欲的作用。药膳疗法是以药借食味、食借药力，协同作用，使苦口药物变为美味佳肴贯穿在人们日常饮食中的一种治疗方法。

患者均采用饮食控制和相同的针灸、埋穴治疗。饮食热量是根据不同的身高、体重每天给予 5020 ~ 6276kJ，三餐分配比例:早餐 28%、午餐 49%、晚餐 23%。三大营养素分配比例:蛋白质占总能量的 15% ~ 20%，脂肪占 20% ~ 25%，碳水化合物占 45% ~ 60%。为每位患者提供各种日常食物热量表，让患者根据饮食习惯选择食物，并禁食油煎炸的食物及零食夜霄。

针灸和埋穴配方:体穴采用足三里、脾俞、肺俞，耳穴采用脾、胃、三焦。耳穴埋藏针或王不留行籽，胶布固定，每日自行按压 3 次，每次每穴按压 1 ~ 2 分钟，3 ~ 5 天更换 1 次;针灸体穴隔日 1 次，每次留针均为 30 分钟，针灸手法采用平补平泻法。两组均以治疗 1 个月 (30 天) 为 1 个疗程。药膳组同时服用益气健脾、化痰利湿药膳。药膳热量计入总热量中。

【常用方药】

药膳方一：己芪粥（热量为 974.8kJ）。

组成：防己 12g，黄芪 15g，白术 9g，甘草 3g，生姜、大枣各 3g，粳米 30g，食盐 1g，油 2g。

制作：先将药物煎水，滤去药渣，留药液。以药液加入粳米，煮成稀粥。

用法：在早餐与其他主食一起服用。

药膳方二：茯苓饼（热量为 527.2kJ）。

组成：茯苓粉 30g，米粉 50g，食盐 1g，油 2g。

制作：将面粉及盐加入适量调成糊状，用小火在平锅内烙成薄饼。

用法：在午餐与主食一起服用。

药膳方三：萝卜饼（热量为 778.2kJ）。

组成：白萝卜 80g，面粉 35g，猪瘦肉 30g，生姜 10g，葱白 15g，食盐 1g，油 1g。

制作：将白萝卜洗净切细丝，用菜油炒至五成熟时待用。将肉剁细，加生姜、葱、食盐调成白萝卜馅。将面粉加适量水和成面团，软硬程度一样，分成若干小团。将面团擀成薄片，将白萝卜馅填入，制成夹心饼，放入锅内蒸 20 分钟。

用法：在晚餐与主食一起服用。

【按语】药膳加针灸在减轻体重、降低血脂方面均优于单纯针灸；并且配合合理的膳食，患者体重减轻后不会出现如节食所致的头晕、乏力、冒冷汗、面色苍白、心悸气短、皮肤粗糙少光泽等现象。说明益气健脾、化痰利湿药膳对减肥有效，无副作用，可寓于日常饮食之中，令患者能坚持长期服用而达到减肥的目的。

化痰减肥汤……治疗单纯性肥胖症

　　王晓英等医师(山西中医学院第二中医院,邮编:030024)采用自身对照的方法自拟化痰减肥汤治疗单纯性肥胖症,取得较好疗效。

【绝技妙法】

　　肥胖病乃虚实夹杂、本虚标实之证,病理主要为多痰和少气两方面。所谓"肥人多痰"、"肥人多瘀"是其邪实的一面,湿聚痰生,脂积瘀阻,致使痰脂滞留周身皮肤之间、腹膜之中、脏腑之内,膏脂郁积必使气机壅滞,瘀血内生,痰瘀同源,恶性循环,则肥胖诸症丛生。

【常用方药】

　　化痰减肥汤组成:茯苓、桂枝各5～10g,白术10～15g,生山楂15～30g,大黄、泽泻各6～10g,甘草3～6g。

　　服法:每日1剂,水煎温服,3个月为1疗程,每间隔1个月可休药1周。服药期间,避免高脂、高糖及高盐饮食,在原有饮食基础上要求每日吃1个鸡蛋,1瓶牛奶;早餐吃饱吃好,午餐8成饱,饥者另加素食或水果;运动基本保持服药前状态,每月测体重、腰围、血脂1次。

　　化痰减肥汤以温运脾阳治本为主,化痰除瘀兼治其标。方中茯苓、桂枝、白术温化痰湿之阴邪;生山楂醒脾消食,活血散瘀;大黄活血散瘀,荡涤肠胃;泽泻配白术健脾利湿;甘草调和诸药,健脾和中。全方共奏温化痰瘀、降脂减肥之功。药理研究证实,方中生山楂有较强的降血脂和消除体内过剩脂肪的作用;大黄提取物能作用于体内脂肪细胞，使之体积缩小，且数量减少，实验中并见到有局灶性脂肪溶解现象；泽泻降脂利尿；桂枝对微循环有明显的改善作用。组方的基点是抑制体内脂肪的合成，调整代谢而达到减肥目的，故治疗单纯性肥胖症获得较好疗效。

轻身消脂汤……治疗单纯性肥胖

徐 涛教授系陕西中医学院附属医院主任医师（邮编:712000），陕西省名老中医，美国夏威夷东方医学院客座教授，擅长治疗内科疑难杂病，学验俱丰。

【常用方药】

单纯性肥胖证系由饮食不节，积湿生瘀，日久成痰，痰瘀互结，脂浊不化，聚积于内而发。轻身消脂汤适用于脾湿中阻、痰瘀互结型单纯性肥胖。

轻身消脂汤组成：何首乌、生山楂各15g，白术、泽泻、干荷叶、炒草决明各10g，冬瓜皮30g，柴胡、红参、三七粉各6g，生大黄5g，水蛭3g。

适应证：形盛体胖，心慌，胸闷，气短，头晕目眩，神疲乏力，大便稀溏，舌质淡，苔白腻，脉弦滑或濡滑。

加减：兼有食欲不振，脘腹胀满者，加厚朴、鸡内金；面目浮肿者，加车前子、大腹皮；痰多者，加半夏、橘红。

轻身消脂汤中用白术为君药，味甘性温，具有健脾益气、燥湿利水之功。何首乌补肝益肾、养血祛风，泽泻利水渗湿，共为臣药。红参补脾益肺，"调中治气，消食开胃"；生大黄泻热通便，荡涤肠胃，推陈致新，通利水谷；柴胡疏肝理气；冬瓜皮利水消肿；草决明清肝明目，利水通便；水蛭破血逐瘀通经；三七止血散瘀；山楂消食健脾，行气散瘀,以上共为佐药。荷叶有利湿、升发清阳之功。全方共奏健脾除湿、化痰祛瘀之效,使脾虚得健,水湿得除,痰浊得化,瘀血得祛,则疗效卓彰。

【验案赏析】

王某,女,24岁,2002年5月18日初诊。患者自幼体重超过同龄人,至青春期后愈加明显。现身高160cm,体重78kg,腹围110cm。常感头晕乏力,心慌胸闷,腰膝沉重,食欲不振,脘腹胀满,大便稀溏,舌质淡,边有齿痕,苔白腻,脉濡滑。西医诊断为单纯性肥胖。徐教授辨证为脾湿中阻,痰浊内生。治以健脾利湿,化痰祛浊。方以轻身消脂汤加半夏、橘红各10g,去水蛭,减三七粉为2g。15剂。

2002年6月4日二诊:体重已减轻3kg,诸症递减。药已中的,守原方,因其煎药不便,嘱将上方研为粉末,装入胶囊,每次6g,分早晚服用。

2002年9月10日三诊:体重减至69kg,腹围为96cm,自觉精神爽朗。3月后随访,体重未再上升。

轻身饮……降脂减肥

王宝龙等医师(辽宁省中医研究院,邮编:110031)用轻身饮煎剂治疗肥胖高脂血症,疗效较好。

【常用方药】

轻身饮组成:茵陈40g,首乌20g,金樱子30g,黄精30g,生山楂16g,丹参20g,大黄10g,三七粉5g,泽泻15g,葛根20g。

服法:每日1剂,日2次,水煎服。

本方名"轻身",源于《本草经》谓茵陈"久服轻身益气而耐老"之言,方中茵陈重用至40g亦因之。茵陈的"耐老"作用与其降血脂和抗血管硬化作用有关。现代药理学实验证明,茵陈煎剂能使实验家兔血清胆固醇含量降低,内脏脂质沉着减少。它与葛根、泽泻、丹参、山楂等都有降压作用。再如首乌,《开宝本草》谓其"止心痛、益血气、黑髭鬓、悦颜色,久服长筋骨、益精髓、延年不老"。总之,诸药合用,有升清降浊、疏通导滞、轻身健体、延年益寿之功。

轻身降脂乐、天雁减肥茶⋯⋯治疗单纯性肥胖

韩明向等医师(安徽医科大学附属医院,邮编:230000)应用轻身降脂乐、天雁减肥茶治疗单纯性肥胖,临床表明两种减肥中成药均具有安全、有效、副作用少的特点,而且减肥作用不受性别和肥胖程度的影响。

【绝技妙法】

用药指征:轻身降脂乐适用于口干、口苦、食欲亢进、大便秘结、头昏、汗出、肢肿、倦怠乏力、舌红苔黄等气阴两虚、胃火偏盛的病人。

天雁减肥茶适用于神疲乏力、下肢浮肿、大便秘结、舌淡胖苔薄白等气虚湿重的病人。

服药方法:轻身降脂乐的治疗量为每次0.5～1包,每日2～3次,饭前半小时加开水200ml冲服;天雁减肥茶治疗量为每次1～2包,每日2～3次,加开水200ml泡茶,饭前半小时顿服,以后代茶随时冲服。个别病人服药后有恶心呕吐、腹痛频泻者,可先服用适应量,即减少服药剂量和次数,1周左右逐渐加至治疗量。疗程均为30天。

在治疗期间,由专人测量身高、体重,保持恒定的测量条件(如排尿、排便时间,进食及饮水量,穿衣,运动,出汗等因素),以减少误差。并维持原有的饮食、睡眠及运动等生活习惯。

益气健脾以运化水液而治其本,兼实热者当清其热,热甚伤阴者佐益其阴,痰湿瘀滞者又当利湿涤痰而祛瘀滞。轻身降脂乐为益气养阴清热利湿,具有兼治标本作用的减肥药物;天雁减肥茶是以降脂利湿、治标为主的减肥药物。

减肥轻身汤⋯⋯治疗单纯性肥胖病

林学意医师(福建医学院附属第一医院,邮编:350000)自拟减肥轻身汤治疗单纯性肥胖病,效果满意。

【常用方药】

减肥轻身汤基本方组成:茉莉花、玫瑰花、荷叶、草决明、枳壳各10g,泽兰、泽泻各12g,桑葚、补骨脂、何首乌各15g。

加减:如见嗜睡加乌龙茶10g;便结加生大黄5g(后下);乏力、气短加党参、黄芪各15g。

服法:每天1剂,水煎半空腹服,30天为1个疗程。

减肥轻身汤基本方来源于民间验方,并经加减而成。参考张宏俊编《中国药茶》载有"三花减肥茶",由茉莉花、玫瑰花、术术花、川芎、荷叶等组成。本方仅茉莉花、玫瑰花、荷叶三味相同,复以泽泻、何首乌来强化其降脂功效。单纯性肥胖,中医辨证多属湿浊内盛,痰瘀交阻,每与脾肾有关。故在降脂主方中选用荷叶、泽泻以升发脾阳、清热利湿;伍用何首乌、桑葚、补骨脂以补肾暖脾;配用泽兰、枳壳以活血、行气、化痰;佐以草决明通便导滞,使湿浊下行。

全方利湿化瘀，补肾暖脾，具有较好减肥、降脂疗效。

祛痰化瘀软坚汤……治疗女性肥胖闭经

张宽智医师（华北石油管理局总医院，邮编：062552）采用祛痰化瘀软坚汤治疗女性肥胖闭经，总有效率88.5%。提示本方具有祛痰化瘀、活血软坚、调经通络作用。

【绝技妙法】

妇科病每多隐曲，又羞于难言之苦，郁闷叹息不能自解，郁久必伤肝。肝主疏泄藏血，又为血海，为女子先天之本。肝若疏泄失职，无力助五脏六腑化生精微，消化水谷，分别清浊，传送糟粕，加之过食肥甘厚味，湿聚脂积，气血瘀阻，致使痰湿瘀脂留滞全身肌肤、脏腑诸窍之中，脂积日久，痰瘀互结，冲任不能相资而致肥胖闭经症。周学海曰："脾胃乃升降之经，肝者升降之枢也。"李时珍曰："风木太过……积滞生痰"。由此可见肥胖闭经症主要与肝的关系甚为密切，应从肝生痰论治。故治以祛痰软坚、活血化瘀的祛痰化瘀软坚汤。

【常用方药】

自拟祛痰化瘀软坚汤组成：姜半夏、茯苓、陈皮、当归、三棱、枳壳、香附各12g，海藻、昆布、制胆南星各10g，水蛭、大黄各6g。

服法：水煎2次，取汁400ml，每日早、晚饭后30分钟服。3周为1疗程，一般服1～3个疗程。

加减：肝郁气滞明显者加瓜蒌、柴胡，去制胆南星、大黄；肝肾不足偏阳虚者加仙茅、肉桂，去半夏、昆布；阴虚者加生地、沙参，去半夏；气血虚弱者加黄芪、党参、白芍、熟地、大枣，去半夏、枳壳、三棱、大黄；寒湿凝滞者加苍术、泽泻。

方中半夏、茯苓、陈皮、制胆南星疏气祛痰，降脂化浊；当归、三棱、红花、水蛭、大黄破血逐瘀，活血调经；香附、枳壳疏肝理气，化痰通络；更配海藻、昆布软坚散结，通窍活络，且有祛痰化瘀之力。诸药合用，能使肝疏痰祛，血活瘀化，脂降窍通，五脏六腑皆安。故临床结合症状，随证加减用药，疗效颇为显著。

【 验案赏析 】

刘某，女，27 岁，已婚，会计师。于 1990 年 3 月 5 日初诊。主诉：闭经 1 年余。患者 22 岁结婚后，因情志不畅，加之过食肥甘厚味，日渐形体肥胖，经量稀少，周期无规律。婚后 4 年不孕，其父母及夫不欢，后致月经停闭，症见形体肥胖，胸闷胁胀，心烦易怒，呕恶痰涎，小腹胀满，白带且多质黏，食欲尚可，大便时溏，某医院妇科诊断为：①继发闭经，原因待查。②内分泌失调。曾四处求中西医治疗无效。诊见舌质淡体胖边有瘀斑、苔薄白根厚而腻，脉弦滑。证属痰瘀互结，气血壅滞。治宜祛痰化瘀，软坚调经。方用祛痰化瘀软坚汤加柴胡、瓜蒌，水煎服。进药 14 剂后胸闷胁胀，心烦易怒，呕恶痰涎大减，药达病所。继上方随症加减连服 2 个疗程，月经来潮，量多色紫黑挟有血块，行经 1 周而净。为巩固疗效，嘱每月经期前后各服 7 剂，连服 3 个周期后，月经正常，量中色红，形体渐瘦，诸症均除。后生一男婴，随访至今未复发。

降脂平肝汤……治疗肥胖性脂肪肝

苗宇船等医师（山西中医学院，邮编：030024）应用降脂平肝汤治疗由肥胖引起的脂肪肝，取得较好疗效。

【绝技妙法】

脂肪肝属祖国医学胁痛、痰浊、血瘀范畴,多因长期过食肥甘厚味,过量饮酒以致伤及脾胃,脾失健运,痰湿内结,或肝失疏泄,气机不畅,气滞血瘀痰瘀互结,络脉阻滞而成。临证多以痰、湿、瘀、积为主。故治疗当以调肝脾、化痰湿、祛瘀血、消积滞为法。

一般治疗:(1)调整饮食结构,减少高脂饮食摄入,并适度节制饮食;(2)适当锻炼,注意休息,起居有时;(3)禁止饮酒。

【常用方药】

降脂平肝汤组成:丹参、泽泻、生山楂各30g,大黄10g。

加减:肝区胀痛者加延胡索、白芍;痰多湿盛者加半夏、陈皮;气短乏力加黄芪、党参;脾虚便溏者去大黄。

服法:每日1剂,水煎2次,混合后分2次服。2个月为1个疗程。

降脂平肝汤方中丹参活血化瘀,疏通经络;泽泻甘淡性寒,健脾利湿;大黄苦寒泻下,逐瘀通经;生山楂养血活血,消食散积。四药配伍,君臣互助,共奏降脂平肝之功。在治疗过程中,患者一定要坚持治疗并积极配合,采用低糖、低脂、高蛋白饮食,禁止暴饮暴食,禁止饮酒,并适当进行体育锻炼,方可提高和巩固疗效。临床观察表明,以降脂平肝汤为主方,临证辨证加减可以降脂、降酶,治疗肥胖性脂肪肝未见明显不良反应。

平肝益肾涤痰饮……治疗高血压肥胖

平肝益肾涤痰饮是程志清教授经验方,具平肝潜阳、清利湿热、涤痰蠲饮之功。汪春医师(南京军区杭州疗养院,邮

编 :310007) 用本方配合降压药,治疗高血压肥胖患者取得了较好的疗效。

【绝技妙法】

老年高血压患者的主要病因病机在于年老肝肾亏虚,阴精不足,阴虚阳亢,内风窜动,正如叶桂所云:"水亏不能涵木,厥阳化风鼓动,烦恼阳升,病斯发矣。"而肥胖的基本病机则是本虚标实,脾肾气虚,肝失疏泄,以致湿浊内停,气滞血瘀。两者合病,以虚为主,且表现出以阳亢、气滞、血瘀、痰浊交杂的标实之象。病机复杂,以单一作用机制药物难奏全功,因此主张中西医结合,多种手段并用加以治疗。中医药用于降压减肥由来已久,效果可靠,具有降压减脂、改善微循环、抗氧化、保护内皮、调节血管活性物质等作用,能明显改善临床症状,提高患者的生活质量,而且在靶器官保护方面也有独特的优势。

治疗方法:予以适度运动、合理膳食及口服洛汀新 (10mg, 每日 1 次)。2 周后测得血压作为初始血压。中药组在上述基础上加用平肝益肾涤痰饮。

【常用方药】

平肝益肾涤痰饮组成:天麻 12g, 钩藤 9g, 泽泻 15g, 川牛膝 20g, 白术 15g, 海藻 12g, 决明子 30g, 桑寄生 15g, 地龙 6g, 夏枯草 30g, 制半夏 9g, 山楂 15g。

服法:每日 1 剂,分 2 次口服。以 8 周为 1 个疗程。

在适度运动、合理膳食及口服降压药的基础上加用中药平肝益肾涤痰饮,可以更有效地改善血压、体重和 BMI 等,对代谢参数也有调整作用,对高血压肥胖患者有较好的减肥降压作用,并可减轻心血管病危险因素,其机理可能与增强胰岛素敏感性、改善紊乱的生化代谢有关。

平肝益肾涤痰饮中天麻、钩藤清热平肝,潜阳降逆;决明子、夏枯草清泻肝火,润肠通便,散结消肿;川牛膝、桑寄生补益肝肾,活血祛瘀,祛风除湿;白术、泽泻、海藻、制半夏健脾燥湿,清热利水;地龙清热熄风,行气利水;生山楂破气散瘀,消食化积。诸药合用,共奏平肝益肾、涤痰蠲饮、破气散瘀、清利湿热之功。近代研究也表明,天麻、钩藤、牛膝、桑寄生、夏枯草、决明子、地龙、泽泻等均有降压作用,决明子、山楂、泽泻、桑寄生有降脂减肥作用,天麻、钩藤还能镇静、抗惊厥、镇痛、抗衰老、改善学习记忆、提高耐缺氧能力;钩藤碱有明显的抗血小板聚集和抗血栓形成作用,能对抗自由基,改善血管内皮功能。全方标本兼顾,切中病机,疗效肯定。

平肝祛痰化瘀……治疗高血压伴肥胖

高志扬主任医师(四川省成都市铁路中心医院,邮编:610081)以平肝熄风、祛痰消脂、化瘀通络法治疗原发性高血压伴肥胖病,疗效明显。

【绝技妙法】

高血压病病人常有头痛、眩晕等肝火亢盛表现;高血压伴肥胖病人还常有头重如裹、胸闷腹胀、心悸、呕吐痰涎、舌苔白腻等痰湿壅盛之证。究其原因,此类病人往往有过食肥甘厚味,相对运动不足,至脾失健运,水谷不化津血反成膏脂;又肺、脾、肾三脏对水液代谢失调,使痰湿水饮停滞,或郁而化热,最终形成肝火肝风上亢,痰湿上扰,阻滞经络,蒙蔽清窍与痰湿膏脂壅盛久停于体内的病理特征。针对本病表现出的肝火肝风与痰湿膏脂壅盛瘀阻经络的病理特点,予平肝熄风、祛痰消脂、化瘀通络治疗。

治疗方法:病人均采取低盐、低脂、低糖饮食,饮水适量,适度体育锻炼,每日睡眠时间≤8h。除降压、降脂药物外原有药物不变,降压药均选用钙拮抗剂尼群地平10mg,每日3次。在此基础上,服平肝祛痰化瘀中药。

【常用方药】

平肝祛痰化瘀组方:天麻15g,钩藤25g,石决明30g,夏枯草25g,茯苓20g,猪苓20g,泽泻15g,大腹皮25g,大黄3g,丹参20g,山楂15g,姜黄15g,黄芪30g。

服法:每日1剂,3次分服。

平肝祛痰化瘀中药组方中天麻、钩藤、石决明、夏枯草清热平肝,泻火熄风;茯苓、猪苓、泽泻、大腹皮祛痰湿水饮以降浊消脂;大黄、丹参、山楂、姜黄消脂化瘀通络;佐以黄芪增添祛痰消脂、化瘀通络之力。现代药物研究亦提示上述多数药物能改善血脂、血糖和水盐代谢,具有明显的降压、降脂、利尿、减肥、扩张血管和改善血液高凝状态的作用。本组研究结果表明,对高血压伴肥胖病人采用平肝熄风、祛痰消脂、化瘀通络治疗具有明显降低血压,特别是舒张压,改善症状,调治多项血脂指标和降低BMI的作用。

消胀调肝汤……治疗肥胖性脂肪肝

韩伟锋等医师(河南省中医药研究院,邮编:450004)应用自拟消胀调肝汤治疗肥胖性脂肪肝,并与西药肝得健治疗进行对照,疗效满意。

【绝技妙法】

脂肪肝乃痰浊、血瘀所致，多因过食肥甘厚味，脾胃运化输布失常，肝胆疏泄调达不畅，中焦壅阻。木郁土壅致津液失调，凝聚成痰，痰湿浊化，酿脂为膏，阻于脉络，壅滞气血，继而导致瘀血阻滞。故肝郁脾虚，痰浊瘀血阻滞是本病的主要病机。治宜疏肝健脾，利湿化痰，活瘀通络。

【常用方药】

消胀调肝汤组成：三棱、莪术、炮山甲各12g，丹参、生白术、生山药、生薏米、焦山楂、泽泻、大腹皮各30g，郁金、香附各15g。

加减：肠鸣便溏，遇冷则甚者生白术、生山药、生薏米改为炒用；舌苔厚腻，口苦而黏者加藿香10g，胆草15g；大便干结者加大黄10g（后下）。每2日1剂，水煎服。

消胀调肝汤中三棱破血中之瘀结，莪术行血中之郁滞，二者配伍消瘀散结，行气消积；丹参、郁金活血化瘀，解郁理气；炮山甲善走窜，有活瘀通络、软坚散结之功；香附、乌药入肝经畅肝气，走少腹畅大肠，奏行气活血之功；生白术、生山药、生薏米、焦山楂可健脾胃，祛痰湿；泽泻、大腹皮利水湿，直折痰浊。诸药共用，疗效较佳。

【验案赏析】

李某，男，33岁，1997年5月26日初诊。患者4年来身体逐渐肥胖，腹胀，近1年来右胁隐痛，上腹胀满，肠鸣，便溏，四肢酸困无力。诊见体质肥胖，腹壁厚，舌体胖大，边有齿痕，舌质淡红，苔白厚，脉弦缓。B超示脂肪肝。予消胀调肝汤基本方，将生白术、生薏米、生山药改为炒用,每2日1剂,水煎服。20剂后患者自觉症状明显减轻,但仍肠鸣便溏,守上方加肉桂1g(研粉、冲服)、干姜2g,继服20剂,症状消失。B超示肝脏恢复正常,体重由90kg降至80kg。

疏肝健脾化痰方······治疗小儿单纯肥胖性脂肪肝

沈小芬医师(杭州市中医院,邮编:310007)运用疏肝健脾化痰方以及综合疗法治疗该病,取得了较好疗效。

【绝技妙法】

脂肪肝是一种发病机理至今尚未完全明确的脂肪代谢障碍疾病。以肝组织中蓄积大量脂肪,肝细胞发生显著脂肪变性为特点,可导致肝细胞坏死,进一步演变为肝纤维化、肝硬化。应属中医的"痰浊"、"积聚"等范畴,与肝、脾的关系密切。小儿生理特点是肝常有余,脾常不足,本来就容易出现肝木侮脾,脾土失运,再加上过食肥甘厚味,湿聚生热,肝失疏泄,土壅木郁,以致水谷精微不能送达全身,湿聚成痰,痰凝而致脂浊内滞,渐成本病。治疗应从肝脾入手,疏肝健脾化痰,以恢复肝脾的生理功能,调节脂肪的正常代谢,从而达到治疗脂肪肝、调节血脂的目的。

治疗方法:对患儿均予以饮食指导、运动指导、心理指导等健康教育方案。在健康教育方案基础上加用疏肝健脾化痰中药。

【常用方药】

疏肝健脾化痰方组成:柴胡10g,白芍10g,茵陈15g,泽泻12g,苍术10g,党参10g,黄芪15g,山楂15g,丹参10g,决明子15g,五味子10g,甘草6g。

服法：每天1剂，水煎服。60天为1个疗程，连续治疗2个疗程。2个疗程后复查血脂、肝功能、B超等。

疏肝健脾化痰方中柴胡、白芍疏肝理气；茵陈能疏泄肝胆、清利湿热；配伍泽泻、苍术健脾运湿化痰降脂，可使湿从小便而出，湿去而中焦运化有序；党参、黄芪益气健脾，振奋中运，则痰湿难以内生，两药的使用在此含祛邪兼顾正气之意；再配以山楂、丹参健脾活血降脂；决明子利湿祛浊化痰；五味子养肝降酶，甘草调和诸药。全方共奏疏肝健脾化痰之良效。现代药理研究证实，柴胡、白芍、茵陈具有保肝利胆的作用；山楂、茵陈有减少肠道胆固醇吸收和防止其在肝内沉积，降低胆固醇含量的作用，同时山楂还能加速血脂的清除；泽泻既能干扰外源性总胆固醇的吸收，又能抑制内源性总胆固醇的形成，促进总胆固醇在肝内的分解；决明子具有干扰脂质合成和抑制胆固醇沉积的作用；丹参能改善肝脏微循环，增加血流量；五味子具有抗肝损害、抗氧化、增强免疫等作用。

临床观察表明，疏肝健脾化痰方不仅能改善临床症状，还能改善肝功能，降低血脂，对小儿单纯肥胖性脂肪肝治疗效果好，体现了中医治疗小儿单纯肥胖性脂肪肝的优势，临床值得一用。

达原饮……降脂减肥

刘树华等医师（甘肃省酒泉地区医院，邮编：735000）应用《温疫论》中的达原饮方降脂减肥，收到了理想的效果。

【常用方药】

方药组成：槟榔12g，厚朴、草果各9g，知母、黄芩各10g，白芍15g，甘草6g。

服法：水煎服，每日2次。待症状减轻后，按原药量比例制成散剂,每服6g,1日3次。服药1个月为1个疗程,一般服用3个疗程。

达原饮中槟榔降气破滞;厚朴除湿化痰,行气散满;草果辛香辟秽,燥湿止呕,宣透伏邪,直达募原,使邪气溃散、速离膜原,痰湿等病邪得以祛除。痰湿内郁则可弥留三焦,故用黄芩清上焦、芍药清中焦、知母清下焦;又可和营护津,驱邪外出。共合药用之,可祛除伏于血内痰湿、体内浊湿,从而起到降脂减肥的作用。

采用达原饮化湿祛痰、通腑、消导、疏利肝胆,用于临床降脂减肥,总有效率达95%。

本方经临床服用,未见任何毒副作用。检查肝功能、血、尿常规、心电图均无异常。具有疗效肯定,药源丰富,费用低廉,患者易于接受的优点,又克服了西药降脂药长期服用有胃肠反应的不足,是临床治疗本病可选择的方药。

【验案赏析】

李某,男,52岁,干部,身高1.65cm。自诉素体肥胖,年轻时未有不适,近3年来体重增至81kg,感体态笨重,疲倦无力,腹胀肢沉,胸闷气短,动则更甚,下肢浮肿,舌体胖大,舌质淡、苔白腻,脉弦滑。查体:胸围99cm,腹围102cm,肝在肋下2cm,B超检查怀疑脂肪肝,血清胆固醇10.92mmol/L,甘油三酯1.8g/L。辨证为肝郁脾虚,痰湿内阻。治宜开达募原,行气化痰利湿,方用达原饮治之。服药10剂后,胸闷气短、腹胀肢沉消失,疲倦无力、下肢浮肿明显减轻,体重减轻2kg。又进药20剂,诸症消失,体重又减轻5kg。化验:胆固醇降至8.06mmol/L,甘油三酯1.4g/L。又以原方药量比例,配成散剂,每次6g,每日3次。共服2个月后身感轻松有力,工作精力充沛。B超检查肝胆大小正常,体重降至正常为60kg,胸围缩小3cm,腹围缩小6cm,胆固醇为4.68mmol/L,甘油三酯0.6g/L。

化浊降糖汤……治疗肥胖型 2 型糖尿病

张玲医师 (新泰市汶南镇卫生院，邮编 :271202) 应用化浊降糖汤治疗肥胖型 2 型糖尿病，疗效较佳。

【 绝技妙法 】

一般认为糖尿病的病机为阴亏及气，治疗多以养阴益气为主。在临床实践中观察到，本病在某些发病阶段，以湿浊阻滞为主，兼见气阴两亏，瘀血内停。在这个理论的指导下，张玲医师选择了体型肥胖的 2 型糖尿病人，给予化浊为主、兼顾其余的治疗方案，得到实践检验的肯定。

关于本病，以虚立论者较为多见，祛邪为主者较为鲜闻。浊阻于内，阻碍津液、精微物质的输布，故见口渴。浊去络通，津液条达，渴自平。再者，湿浊之体，多兼气亏，气虚失摄，精微下溜，糖自尿出。此外，湿阻亦能导致血瘀。采用以化浊为主，兼顾益气活血之法，收到较好效果。实践证明，只要体型肥胖，不论舌苔厚或薄，同样获效。亦有顽浊难化者，张玲医师采用了上焦芳香化水、中焦燥湿、下焦利浊的三焦合治法，药用藿香、佩兰、杏仁、苍术、白术、车前子、坤草、茯苓，疗效颇佳。

【 常用方药 】

化浊降糖汤组成：薏苡仁、丹参各 30g, 桔梗、前胡、黄芪各 15g, 苍术、陈皮、茯苓、车前子、川芎、天花粉各 20g。

加减：尿中有蛋白加服知柏地黄丸 ; 尿有酮体加黄连 12g, 黄芩 15g, 大黄 9g; 视物不清加枸杞子、菊花各 15g; 四肢麻木加木瓜、鸡血藤各20g；血糖不降苍术用量加倍。水煎2次，共600ml，早、晚分服。

临床证明，化浊降糖对肥胖型2型糖尿病人确有疗效，可以推广应用。

黄连温胆汤加味······治疗肥胖型消渴

杨玉莲等医师（河南省中医院，邮编：450002）采用黄连温胆汤加味治疗肥胖型消渴，疗效满意。

【绝技妙法】

中医学对消渴病和肥胖之间的关系早已有了认识，《素问·奇病论篇》曰："此肥美之所发也。"此人必数食甘美而多肥也，肥者令人内热，甘者令人中满。故其气上溢，转为消渴。《景岳全书》记载："消渴病，其为病之肇端，皆膏粱肥甘之变，富贵人病之而贫贱者少有也。"即过食肥甘，损伤脾胃，滋生痰热，发为消渴。肥胖人痰湿型体质血糖、血胰岛素显著高于非痰湿型体质。此与现代医学认为的"肥胖"是产生胰岛素抵抗并最终导致糖尿病发生的主要因素之一的观点相符。

中医学治疗消渴多采用益气养阴、生津止渴法，验之多数如此。而此类患者用之实难奏效，改用清热化痰之法，效如桴鼓。

患者均给予糖尿病饮食，运动治疗，艾汀15mg，每日1次口服。加服黄连温胆汤加味。

【常用方药】

黄连温胆汤组成：黄连15g，半夏10g，茯苓18g，竹茹15g，陈皮10g，枳实10g，天花粉15g，白术12g，泽泻12g，甘草5g。

加减：头晕者，加天麻、菖蒲；心悸、失眠者，加远志、炒枣仁；大便干者，加生大黄、全瓜蒌；肢麻疼痛者，加鸡血藤、地龙、丹参。

服法：每日1剂，水煎2次分服。两组均以2个月为1个疗程。

黄连温胆汤加味方中黄连、半夏、竹茹清热化痰、燥湿和胃，现代药理研究，黄连有增加胰岛素敏感性，降低血糖作用。加白术、泽泻助茯苓健脾化痰利湿，脾旺湿祛则痰无以生，且白术有降糖、泽泻有降脂之功；陈皮、枳实理气散结；天花粉清热、生津止渴以降血糖；甘草调和药性。诸药合用，使痰热清，气阴得复，则诸症解。协用西药，其效更佳。

肠动力方……治疗肥胖人功能性泄泻

沙宝瑜医师（南京市六合区中医院，邮编：211500）自拟肠动力方治疗肥胖人功能性泄泻患者，疗效满意。

【绝技妙法】

肥胖人为多虚多湿多痰之体。由于肥胖人多饮食不节，喜食膏粱厚味，恣食饮料酒浆，致伤脾胃，初起痰湿浊热内蕴大肠，久而脾土虚寒，肠传化之动力不足；或情志不畅，肝郁脾虚，肝脾不调，而影响运化功能，使清阳不升，浊阴不降，致肠传化动力减弱，乃生泄泻。予自拟肠动力方治疗。

【常用方药】

自拟肠动力方基本组成：决明子、莱菔子、炒枳壳、葛根、藿香各10g，广木香6g，焦山楂20g。

加减：痰湿浊热蕴肠型加金钱草、全瓜蒌、萆薢、土茯苓；脾土虚寒型加党参、山药、茯苓、焦白术、附片、炮姜；肝脾不调型加防风、陈皮、白芍、焦白术、柴胡、香附。

服法：每日1剂，水煎服。疗程10～30天。治疗中，注意饮食节制，忌食肥甘厚味。

肠动力方基本方中枳壳、莱菔子、决明子宽肠理气化痰行滞消胀，鼓动肠腑传化动力，使胃肠蠕动规律化；广木香、藿香行肠胃气滞，芳香化湿实大肠；焦山楂消食涩肠止泻；葛根能升举下陷之脾气，使浊阴潜化。

【验案赏析】

张某某，男，51岁。1998年3月10日初诊。诉解少量碎片状大便，日行5～6次，已历10年，曾多次内服中西药治疗，均无效。患者形体肥胖，平素饮食不节，贪酒嗜睡，经常恣食肥甘。每逢餐后及稍有跑步活动后，即有便意，欲要解便时肛门有轻度灼热感。面色萎黄，肢软乏力，胃纳欠佳，苔薄腻微黄，脉濡滑而数。证属脾气虚弱，脾升举之气下陷，复加痰湿浊热内蕴肠腑，致肠传化动力减弱，虚、实、寒、热错杂。治以益气升清，理气宽肠，清化痰湿浊热。方用肠动力方。处方：党参10g，炙黄芪30g，金钱草30g，土茯苓25g，全瓜蒌10g，萆薢10g，决明子10g，莱菔子10g，枳实10g，广木香6g，焦山楂20g，藿香10g，葛根10g。10剂。每日1剂，水煎服。

二诊：药后，患者大便稍畅，便量增多，便次减少，日行3～4次，神疲乏力较前有改善，胃纳转佳，苔薄脉滑。证属脾气初复，下陷之脾气始升，痰湿浊热渐化，肠传化动力稍著。效不更方，再拟前方以资巩固，将原方中炙黄芪加至40g，继服10剂。

三诊：患者解便正常，日行1次。纳馨，面色如常，神疲乏力亦显著好转，苔薄，脉缓。证属脾气恢复，肠传化动力增强。嘱患者今后饮食有节，忌食肥甘油腻之品，少饮酒，多活动。再继用补脾益肠丸内服1月，每次10粒，每日3次，以进一步巩固疗效。

【按语】除服药外,在治疗期间需嘱患者调畅情志,节制
饮食,少贪睡多活动,切勿恣食肥甘厚味及嗜喝饮料酒浆,
促使脾气早日恢复,使肠动力增强趋向正常化。

清肾减肥……治疗儿童单纯性肥胖

王玉仁等医师(河南虞城县中医院,邮编:476300)运用清
肾减肥治疗儿童单纯性肥胖,疗效满意。

【绝技妙法】

中医对肥胖症认识甚早。《内经》云:"肥贵人,则膏粱之疾""肥
人也……其为人也,贪于取与"。认为肥胖症的形成与摄食过量或
质量过高有关。汪昂说"肥人多痰",认为肥胖症为痰湿内停,其
机理多认为与肺脾肾三脏关系密切,但从临床观察,并无肺失清肃、
脾虚不运、肾虚等表现。根据善食易饥,大便干,小便少,应属肾
实热结,痰湿内蕴之候。有关肾实证,千古争论颇多。《内经》云:"女
子七岁肾气盛","丈夫八岁肾气实"。又云:"肾藏精,精舍志,肾
气虚则厥,实则胀,五脏不安。"

【常用方药】

清肾减肥汤组成:生地、首乌各15g,知母、汉防己、
全瓜蒌、猪苓、泽泻各12g,大黄、厚朴、山楂、白芥子、
牛蒡子各9g,荷叶6g。

加减:头痛加川芎6g,菊花10g,大便干燥难解者加芒硝10g(冲
服)。

服法:每日1剂,水煎至150ml,分3次温服。7~10剂为1个
疗程。

【验案赏析】

崔某,女,12岁。1987年4月8日就诊。患者自幼体胖,近3年来体重猛增,善食易饥,每天食量0.65kg以上,嗜食肥甘,易入睡,有鼾声,面色红润,大便干3～4日一行,小便短少而黄。查体:身高142cm,体重50kg,血压14/10kPa,心率88次/分。化验:空腹血糖85mg。舌质红,苔根部腻微黄,脉弦滑。证属肾实热结,痰湿内蕴。治宜清肾泻结,利湿化痰。用清肾减肥汤观察治疗。1个疗程后,体重减至48kg,食量减少,大便略稀,每日1～2次,小便增多,但体力未减。共治疗5个疗程,体重减至38.5kg,无不良反应,体力较前增加。追访年余,食欲二便正常,体重略增。

魔芋片⋯⋯治疗单纯性肥胖

阳道品等医师(华西医科大学附属第一医院,邮编:610000)对肥胖病人用魔芋片进行治疗,疗效满意。

【绝技妙法】

服用方法:每次各服魔芋片2.4g,每日3次,连续服2个月,其中一些患者连续用3个月。在治疗中未服其他减肥药、降脂药、降糖药,每日活动量与治疗前相同。

治疗结果:患者体重、皮下脂肪厚度(简称皮脂厚度)均下降明显,血糖、血脂等项目治疗前偏高,治疗后均恢复正常。魔芋片是一种安全、无毒性、无副作用,比较理想的减肥药。

魔芋热量极低(仅含碳水化合物2.3%,多种氨基酸及微量元素),它的主要成分是甘露葡聚糖,其含量高达50%～80%,在体内消化缓慢,它的膨胀系数极大可达原体积80～100倍。服魔芋片后可产生饱腹感以减少食量。此外，魔芋片系难于消化的食物纤维，可刺激肠壁，增加肠蠕动，使大便次数增加，减少和延缓营养物质吸收。从临床观察可见，患者治疗后均有不同程度上腹胀满，而 62.5% 病人因腹胀主动减少主食，大便次数不同程度增加。所以，魔芋片作为减肥药，近期疗效较显著。

降脂减肥片……治疗肥胖病合并症

陈敏先医师 (上海市香山中医医院，邮编 :200020) 用降脂减肥片治疗肥胖病合并高血压、高血脂、月经不调，均取得了较好的效果。

【 绝技妙法 】

肥胖病合并高血压、高血脂、月经不调的病机，多为饮食过剩，恣食膏粱厚味，脾胃受伤，运化失司。痰湿蕴积，阻滞经脉则血脂过高；清窍失养则头目眩晕；经脉气血不畅则头痛；因痰致瘀，气血瘀滞，致使冲任失调，而月事失常。

治疗方法 : 在一般控制饮食和增加运动的情况下，服用本院自制的降脂减肥片 (即大黄醇提片)，每次 5 ~ 10 片，日 2 ~ 3 次，于饭前半小时服，药后使大便保持在每日 1 ~ 2 次为宜，可据此调整服药剂量。

减肥疗效 : 按照自身对照方法，治疗 1 个疗程 (3 个月) 后体重减少 5kg 以上者为显效，减少 2 ~ 5kg 者为有效，减少 2kg 以下者为无效。按此标准评定，共治疗 64 例，治疗后获显效 26 例 (40.6%)，有效 33 例 (51.6%)，无效 5 例 (7.8%)。总有效率为 92.2%。多数病人服药后无任何副作用，少数病人便前有轻微腹痛，但大便后腹痛即自行消失。

降脂减肥片有攻积导滞、泻火通腑、行瘀通经、推陈致新之功，使痰湿积滞消除，脾运得复，气血和畅。气血流畅，则如流水之不腐，血浊随之而去，气血和则清窍得养，而眩晕除，头痛解，瘀血去则冲任调，而月经畅，按时下。因此，降脂减肥片在减肥的同时，也取得了降血压、降血脂、调月经的功效。

【验案赏析】

朱某，女，31岁，初诊日期1990年5月9日。肥胖起于产后，已6年。月经不调5年，月经2～2.5月来潮1次，经前腹胀。身高158cm，体重88.5kg，腹围108.5cm，BP17.5/12kPa。外院服过中药，调经效果不显。症见头晕，怕热汗出，腹胀，大便不畅，喜食肥甘，苔薄黄腻，舌质淡红，脉弦细。予降脂减肥片，每次6片，一日2次。服药2周月经即来潮。服药3个月，体重减轻3kg，腹围缩小5.5cm，头晕、腹胀均瘥，大便通畅，日行2次。自服降脂减肥片后，月经基本正常，曾因工作停药半月，月经又延期半月，再服药月经即来临。坚持服药1年，体重减轻7.5kg，腹围缩小11.5cm，月经周期恢复正常。

降脂减肥片······治疗儿童单纯性肥胖症

沈学敏等医师（上海市香山中医医院，邮编:200020）用降脂减肥片治疗儿童单纯性肥胖症，取得较为满意的疗效。

【绝技妙法】

中医学认为，肥胖的发生与饮食膏粱厚味或贪于饮食有关，其病机为痰瘀交阻。患者均给予降脂减肥片（本院自制，每片含大黄生药1g），每次3～5片，每日2～3次，饭前半小时服。要求患儿服药后每天保持2～3次大便，据此调整药量，3个月为1个疗程。

治疗期间要求患儿合理饮食和适当增加运动量。

降脂减肥片的主药是大黄，实验证明，大黄中含有较丰富的锰、铬、锌等微量元素，这些微量元素可治肥胖病；大黄可使小鼠胃开始排空时间延长，摄食减少，肠内容物移动速度加快，引起缓泻，并可作用于脂肪细胞，引起局灶性脂肪溶解，这亦是大黄减肥的主要机理之一。降脂减肥片治疗儿童单纯性肥胖症疗效好，副作用小。

由于大多数儿童肥胖的直接原因是贪吃和不活动，因此指导家长合理安排肥胖儿的饮食和运动，也是提高和巩固疗效的重要一环。

消补减肥片……治疗老年单纯性肥胖病

李春生等医师、陈可冀教授（中国中医科学院西苑医院，邮编:100091）应用消补减肥片治疗老年前期和老年期单纯性肥胖病患者，取得了较好的临床效果。

【绝技妙法】

李春生等医师从长期临床实践中发现，肥胖疾患在中年以上起病者颇为常见，其病因一为辛苦半生略有积蓄，生活条件渐渐改善，"饮食自倍，肠胃乃伤"（《素问·痹论》），出现脾虚不运，湿、积内蕴；二为"年四十，阴气自半"，肾气渐衰，水不上升，使心肾隔绝，营卫不积，气机不畅，上则多惊，中则塞痞，下则虚冷，当责之气滞即馁。治疗之法，采用脾肾并补，湿积同消，畅达气机，每获较好疗效。消补减肥片的研制，正是上述法则应用于中老年单纯性肥胖病的总体体现。

治疗方法：服用消补减肥片 3～4g/次，饭前半小时温开水送下，连服 1 个月为 1 个疗程。依据病情需要，可连用 2～3 个疗程。服药期间要求饮食、运动的质量基本保持在服药前状态，不做特殊矫正，但不准使用其他药物。

消补减肥片的综合效果和降低体重、体重指数及甘油三酯水平的作用都很显著，优于月见草油胶丸。本品降低血总胆固醇(TC)、低密度脂蛋白胆固醇(ZDZ-C)、载脂蛋白B(apoB)的水平和改善TC/HDA-C及apoA/apoB比值的作用，也优于防风通圣。服用消补减肥片的病人，除每天排大便次数略有增加外，无体力下降、成瘾和致腹泻的副反应，药力缓和又较持久，食欲抑制作用较轻微。

【常用方药】

消补减肥片组成：黄芪、白术、蛇床子、姜黄、香附、大黄等。

消补减肥片中黄芪、白术、蛇床子擅于调补脾胃，姜黄、香附长于调理血气，大黄泻胃热而降湿浊，共同起到补虚祛实、燮理枢机的作用，恰合中老年单纯性肥胖病患者虚实夹杂之病机，故能起到降低体重和血脂水平，改善肥胖相关症状之效验。

基础研究提示：消补减肥片减肥降脂的机理可能是多方面的。它既能抑制食物热量的摄取和吸收，又能抑制肝脏胆固醇合成并改善脂肪代谢氧化，是一种较芬氟拉明副作用少、疗效显著的中药新药。另外，消补减肥片的药物来源充足，价格低廉，适于在国内外推广使用，因此，不失为一种较有前途的减肥降脂纯中药制剂。

减肥降脂片┈┈治疗单纯性肥胖症

申屠瑾医师(第二军医大学附属长征医院，邮编:200003)运用减肥降脂片治疗单纯性肥胖症，疗效显著。

【绝技妙法】

治疗过程停用其他一切有关中西药物，并鼓励患者适当节制饮食，少进甜食，酌情增加运动量。应用减肥降脂片治疗单纯性肥胖症，5年来治疗患者1万余人，其中323例取得了较满意的疗效，并有以下几个特点。

(1) 治疗后体重明显下降。治疗3个月后体重下降达5kg以上者129例（占39.9%）；体重下降3kg以上者260例（占80.6%）。323例平均体重下降（4.6±2.3）kg。

(2) 中医辨证分型的疗效比较是：脾虚湿阻型＞胃热湿阻型＞肝气痰滞型＞脾肾两虚型。说明减肥降脂片可用于中医辨证各种类型的单纯性肥胖症，但对脾虚湿阻型和胃热湿阻型肥胖患者的治疗效果最佳。

(3) 减肥降脂片依据中医学理论，肥胖患者其本在脾虚，其标在痰湿，抓住脾胃痰湿立法组方，符合中医学的脾胃功能失调是肥胖的病理基础之说。

(4) 服用减肥降脂片2个月一般都产生减肥作用，减肥效果随着服药时间延长而增加。但服药9个月以后体重无继续减轻征象。

【常用方药】

减肥降脂片组成：苍术10g，荷叶15g，决明子20g，莱菔子10g，生大黄1.5g。

用法：前四味中药水煎浸膏，做成颗粒，生大黄磨成细粉拌入颗粒中，精制成片剂，每片重0.25g(相当于生药量3.45g)。用减肥降脂片治疗，重度肥胖每次6片，1日3次；中度肥胖每次5片，1日3次；轻度肥胖每次9片，1日3次。3个月为1个疗程。

【验案赏析】

沈某某,女性,38 岁。患者肥胖 13 年,产后开始逐渐肥胖,妊娠期食欲较好,每天进主食 500g 左右。大便干结。舌苔腻微黄,脉象弦滑。腹围 128cm,血压 18.7/14.7kPa,身高 158cm,体重 100kg,超重率 91.6%,体重指数 40.06,胆固醇 4.65mm ol/L,甘油三酯 3.03mmol/L。中医辨证为胃热湿阻型。1990 年 11 月 7 日起给予减肥降脂片治疗,1 日 3 次,每次 6 片,饭前半小时服药。连服 3 个月,体重减少 5kg,服药半年体重减轻 7kg,以后间断服药,至 1991 年 8 月 7 日测体重 86kg,超重率 64.8%,体重指数 34.45,腹围 116cm,胆固醇 4.29mmol/L,甘油三酯 1.12mmol/L。治疗前后检测肝、肾功能均正常。

康灵减肥······治疗单纯性肥胖病

奚彩昆等医师(湖南中医学院附属第一医院,邮编:410007)以康灵减肥合剂治疗单纯性肥胖,并与西药芬氟拉明治疗作对照,疗效显著。

【绝技妙法】

根据肥胖病的发病特点,运用中医辨证论治原则,结合现代医学有关研究,研制成康灵减肥合剂。经临床观察表明,本合剂具有益气补肾、促进脂肪代谢的作用。服药期间,除有降脂利尿、祛湿涤痰、消肥轻体功效外,还能抑制食欲。

康灵减肥合剂药味平和,配伍合理,无毒副作用。用本合剂治疗 55 例,每月体重平均减轻 2.2kg,西药芬氟拉明治疗 55 例平均减轻 2.0kg,可见康灵减肥合剂的减肥疗效可以与芬氟拉明相媲美。

治疗组患者服康灵减肥合剂，每次 100ml, 体重在 90kg 以上者加至 150ml, 每日 2 次，于早、晚餐前半小时服。康灵减肥合剂由黄芪 20g, 泽泻 20g, 荷叶 30g, 山楂 15g, 何首乌 15g, 生大黄 10g, 白芥子 12g, 元胡 12g 等中药组成。以服药 1 个月为 1 个疗程，服药期间均停服其他药物，饮食如常。

降脂减肥灵……治疗单纯性肥胖病

奚彩昆等医师 (湖南中医学院附院，邮编 :410007) 采用降脂减肥灵治疗单纯性肥胖病，疗效满意。

【绝技妙法】

肥胖病是脂肪代谢失调的疾病，伴发高脂血症占多数，这是肥胖病脂肪代谢失调发展至血中脂质代谢紊乱的病理过程。高脂血症与中医的痰证十分相似，痰浊的生成责之脾胃气虚、或脾肾气虚、水谷津液不归气化所致，同样脂质也不归气化而成脂浊，痰脂同源，本同一理，都是脾胃气虚、脾肾气虚的病理产物，因此脾胃气虚和脾肾气虚是脂浊、痰浊气化的关键所在。心气亏虚，或心脾气虚，或脾胃气虚。其所生脂浊首累心脉，心脾气虚，血中脂浊在血脉里血行达缓，脂痰互结于血脉，留而为疾，痰浊、脂浊、血瘀停着在动脉血管壁上而成斑块，是造成动脉粥样硬化的主要病理因素之一，易引起冠心病、心脑血管病、高血压等疾病。

国内外治疗肥胖病、高脂血症的药物很多，但不少西药或中药都有不同程度的毒副作用，现在趋向于食用性或药食两用性植物研究。其降脂减肥作用全面，有些药能减肥，有些药能降胆固醇，有些药能降甘油三酯，有些药能降低密度脂蛋白，有些药能提高高密度脂蛋白，还有些药同时具有数种作用。只要配伍合理，根据肥胖病发病特点,运用中医辨证论治原则,结合现代医学有关研究,研制成降脂减肥灵口服液,具有益气提神、健脾补肾、降脂浊、利湿降浊、抑制食欲、减肥轻体之功效。适用于防治单纯性肥胖病、高脂血症。1号降脂减肥灵均为全天然药食两用性植物组成,服用十分安全,临床观察亦无任何不适。具有减肥不减力、不厌食、不腹泻三大优点,完全符合国际规定的肥胖病用药标准。

【常用方药】

患者服1号降脂减肥灵,每次20ml,每日3次,早、中、晚餐前半小时服。体重在90kg以上者,每晚睡前增服20ml。1号降脂减肥灵以全天然药食两用性植物组成(决明子、山楂、绿茶等)。

以服药1个月为1个疗程,服药期间均停服其他药物,生活起居、饮食如常。

中药减肥1号······治疗单纯性肥胖症

杨少坤医师(北京市鼓楼中医医院,邮编:100000)用自制中药减肥1号治疗肥胖患者,取得了较好的疗效。

【绝技妙法】

中药减肥1号(水丸)主要成分:黄芪、茯苓、草决明等。每日服药2～3次,每次服10g,饭前30分钟服药。3个月为1个疗程,疗程之间停药2周,再行第2个疗程。

对照组:用天津达仁堂药厂生产的七消丸,每日服药2～3次,每次1丸(9g),饭前30分钟服药,3个月为1疗程,疗程之间停药2周,再行第2个疗程。两组疗程基本相同。

总疗效:服用减肥1号105例患者中,95例体重下降,减肥有效率为 90.4%。其中,显效者 55 例,占 52.3%;达到近期临床痊愈者 10 例,占 9.6%;有效者 30 例,占 28.5%;无效者 10 例,占 9.6%。服用七消丸 100 例患者中,74 例体重下降,减肥有效率为 74%。其中,显效者 27 例,占 27%;有效者 47 例,占 47%,达到近期临床痊愈标准;无效者 26 例,占 26%。经统计学处理,两组之间有显著性差异 (*P*<0.02),说明治疗单纯性肥胖症服用减肥 1 号药优于七消丸药。

体可轻减肥茶……治疗单纯性肥胖

谢端午医师 (湖北中医学院 , 邮编 :430065) 用中药治疗单纯性肥胖 , 取得了较好的疗效。

【 常用方药 】

使用湖北中医学院药厂制的“减肥茶”和中联制药厂生产的“体可轻”。

“体可轻”组成:法夏、陈皮、白茯苓、川芎、炒苍术、炒白术、车前草、炒泽泻、冬瓜皮、大腹皮、枳壳、炙香附,茵陈。

“减肥茶”组成:生首乌、山楂、石决明、夏枯草、锦鸡儿、莱菔子、茶叶。

用法 : 体可轻每日 3 次 , 根据体重情况每次服 45 ~ 50 粒 (约 10g)。减肥茶每月 500g, 泡茶饮。二药均 3 个月为 1 个疗程。

围绕痰湿这个病机 , 注意健脾理气 , 渗湿利水 , 消食导滞通便 , 疗效颇佳。经临床观察无明显副作用 , 仅个别病人服药后胃部不适及泄泻 , 如适当减少服药量 , 症状则可消失。初步体会到化痰祛湿、消食导滞、通便可以调节机体水盐代谢 , 减少糖脂类在体内的吸收合成 , 增加脂糖分解氧化 , 并从二便排出。

【验案赏析】

案1：王某，男，51岁，干部，肥胖10余年。头昏头痛多梦，下肢浮肿，行走时心悸气促，腹胀、胸闷，睡眠时鼾声如雷。检查：对称性肥胖（体重100kg，身高172cm），血压130/90mmHg，甲状腺不肿大，心律偶不齐每分钟86次，两肺无啰音，腹围120cm，腹壁厚度9cm，下肢凹陷浮肿，舌质微红苔白腻，脉滑。血脂正常，尿糖阴性，胸透心肺无异常，心电图多发室早。服减肥茶500g后复查体重减5kg，继服2个月后，体重减至90kg。服药后血脂、心电图无异常，心悸、气短、胸闷也相应好转。

案2：沈某，55岁，退休工人。15年来因肝炎、慢性肾盂肾炎长期服中药，逐渐肥胖、浮肿、乏力、肢沉、头昏头痛、出汗等。检查苔白，脉沉细，身高154cm，体重78.5kg，为重度肥胖。服"体可轻"14瓶（每瓶约1000粒）后，体重下降至73.5kg，其他症状消失。

加味三合一······治疗肥胖性脂肪肝

李　青医师（江苏省滨海县人民医院，邮编：224500）将四逆散、四君子汤、保和丸三方合一加味治疗肥胖性脂肪肝，疗效尚好。

【常用方药】

加味三合一方组成：柴胡6g，白芍、党参、炒莱菔子各12g，炒枳实、炒白术、陈皮、半夏、茯苓、女贞子各10g，生山楂、连翘、神曲、生麦芽、泽泻、草决明、干荷叶、丝瓜络、夏枯草各15g，炙甘草5g。

加减：寒湿偏盛，舌苔白厚而腻，去连翘加炒苍术、砂仁；血清

TB 增高，加茵陈、虎杖。

服法：日 1 剂，水煎服。4 周为 1 疗程，连续观察 1～2 个疗程。

加味三合一方对减经体重亦有一定作用，平均每疗程患者体重下降 2kg，总有效率 82.7%。

李青医师取《伤寒论》之四逆散疏肝理气，《和剂局方》之四君子汤健脾助运，《丹溪心法》之保和丸导滞化痰。结合现代药理研究成果，加用含有齐墩果酸的女贞子、丝瓜络、夏枯草保肝降酶；用能够改善人体脂质代谢的草决明、生山楂、泽泻、干荷叶降脂抑脂。全方借助千古名方的确切疗效，借鉴现代药理的研究成果，故对肥胖性脂肪肝取得了较好的治疗效果。

【验案赏析】

蒯某，男，54 岁，干部。因右上腹痛、乏力 1 个月于 2000 年 3 月 2 日来诊。刻诊患者右上腹胀闷，时有隐痛。四肢乏力，昏昏欲睡。胃纳不馨，恶心欲吐。尿黄，便下不爽。腹壁肥厚，右上腹压痛。舌淡红、舌边有齿痕、苔厚腻，脉弦细。实验室检查：血清 TB2.4μmol/L，胆囊壁略粗。西医诊断为肥胖性脂肪肝。中医辨证为肝郁脾虚，痰浊中阻。治拟疏肝健脾，利湿化痰导滞。予加味三合一方：柴胡 6g，白芍、党参、炒莱菔子各 12g，炒枳实、炒白术、陈皮、半夏、茯苓、女贞子各 10g，生山楂、连翘、神曲、生麦芽、泽泻、草决明、干荷叶、丝瓜络、夏枯草、虎杖各 15g，茵陈 30g，炙甘草 5g。每日 1 剂，水煎 2 次，早、晚分服。7 剂后右上腹胀痛感消失，苔腻渐化。效不更方，连服 21 剂，患者诸症若失，复查血清 TB16μmol/L，TC4.80mmol/L，TG1.78mmol/L。肝胆 B 超未见异常。体重下降 4.5kg。嘱其适当增加运动，控制脂肪、糖类进食量。随访 2 年脂肪肝未发。

活血利湿药配合运动疗法······治疗小儿肥胖

　　孙升云等医师(中国人民解放军第一军医大学南方医院,邮编:510515)采用活血利湿法,以山荷降脂丸配合运动疗法治疗小儿单纯性肥胖,取得了满意的疗效。

【绝技妙法】

　　小儿单纯性肥胖症病理因素为痰湿瘀滞,痰湿、膏脂积于体内是其基本病理变化。肥胖的发生与痰湿密切相关,湿痰困阻中焦,壅于肌肤则见肥胖。湿痰日久入络,血行不畅,气滞血瘀,加之脂质转化失常,则易生胸痹、眩晕、消渴等变证。临床观察小儿肥胖以湿浊内停,兼瘀血阻滞者最为常见。

　　中医药治疗单纯性肥胖有一定疗效,且用药得当,配伍合理,没有西药的毒副作用。应用山荷降脂丸治疗小儿单纯性肥胖,观察其对小儿肥胖和血中瘦素水平影响,发现取得了良好的疗效。

　　对小儿单纯性肥胖,在药物治疗的同时应充分重视控制其饮食品种(而不是控制食量,主要以控制高脂质及碳水化合物,而较少限制蛋白食物的摄取),加强运动锻炼,有时饮食的调整和运动对治疗有很大帮助作用。

【常用方药】

　　山荷降脂丸由第一军医大学中医系制剂室研制。药物组成为山楂、荷叶、泽泻、大黄等。上述药物提纯制丸,具有活血利湿、减肥降脂作用。

　　服法:6～9岁儿童每次服6g,9岁以上儿童每次服9g,均为每日2次。每服1个月为1个疗程。同时进行运动治疗,每日2次慢跑,共 2000m。综合疗法进行 30 天后抽血，测定患儿血中血脂成分水平的变化。轻中度单纯性肥胖治疗 1 ~ 2 个疗程，重度肥胖患儿治疗 2 ~ 3 个疗程。每个疗程间休息 1 周。

山荷降脂丸中荷叶、泽泻利湿化浊，山楂散瘀，大黄攻积导滞、活血化瘀。诸药合用，共奏活血利湿之功，用于治疗小儿单纯性肥胖取得良好的疗效。对于大黄一味，《神农本草经》曰："大黄苦寒，主下瘀血，荡涤肠胃，推陈出新，通利水谷，调中化食，安和五脏。"大黄具有活血化瘀、清热利湿、泻火通便之作用。实验证实：大黄可抑制胆固醇在肠道内的吸入，促进血中脂蛋白的转动和脂质的清除，有明显的降血脂作用。但大黄用量不可过大，否则可引起腹泻和腹痛，而使用药不能正常进行。采用本药配合运动疗法治疗小儿单纯性肥胖，疗效可靠而持久，有较大的临床意义。

"胖子减肥胶囊"……治疗单纯性肥胖症

何 浩等医师 (海军广州疗养院，邮编 :510320) 针对单纯性肥胖症的中医病因学理论，运用纯中药制剂治疗单纯性肥胖症，取得了良好的疗效。

【绝技妙法】

单纯性肥胖症在中医学上无明确的病名，对于其病因病理也无专门论述，但对其引起的危害却有深刻的认识。"肥人多痰"、"胖人多气虚"，是中医学对本病病因病理的高度概括。说明气虚是本、是因，而多痰是标、是果。由于痰的代谢与肺、脾、肾三脏密切相关，所谓气虚当责此三脏之气虚。肺、脾、肾的气化功能受障或三焦水道失于通调，影响了津液的正常输布，以致水湿停聚。水湿停聚是产生痰的物质基础。水湿生痰必须有火的参与，即"火炼津液而生痰"。绝大多数单纯性肥胖症患者都有胃火亢盛的表现：食欲亢进、消谷善饥，其火大概非胃火莫属。因此导致肥胖的病理基础是胃强脾弱，同时与肺肾二脏有关。因此，补脾益气，清胃消火，平衡脾胃，应是治疗单纯性肥胖症最主要的治则；而调补肺肾则是重要的一方面。"胖子减肥胶囊"正是根据这一治疗原则组方而成。

"胖子减肥胶囊"具有较好的减肥效果：患者体重明显减轻、体重指数明显下降、无饥饿感，最低进食量明显减少。同时发现体重减轻值与治疗前体重情况有密切关系，体重值越大，药物起效所需时间越长，起效后下降速率也较大。这可能是由于体重超重值越大，体重调节点的阀值也较大，药物作用达到阀值所需时间也较长，达到阀值后，体重调节点降低，体重下降值因体重绝对值较大而较大。

【常用方药】

胖子减肥胶囊组成：黄芪、丹皮、栀子等，以水提醇法制成干浸膏，装 0 号胶囊，每粒 0.4g。

用法：口服，每 50kg 体重每次 0.8g，每日 3 次，餐前 0.5 ~ 1 小时服，2 个月为 1 个疗程。

按减肥体重疗效评判标准，显效率 85%，有效率 100%。

胖子减肥胶囊方中以黄芪补脾益气，为主药；佐以丹皮、栀子等清降中焦之火。诸药共奏补脾益气、和胃降火之功效。

降脂减肥茶······治疗肥胖并高脂血症

周 劲医师（湖南省中医药研究院，邮编：410006）应用降脂减肥茶治疗脾虚湿阻夹痰型的高脂血症及肥胖症，收到满意疗效。

【绝技妙法】

高脂血症的根本病机为脾肾两虚，进而出现痰浊瘀血等病理产物，故健脾助运、消食化浊可降低血中的胆固醇、甘油三酯，同时提高高密度脂蛋白。通过临床证实保和丸不仅能消除胃肠症状快，而且还有助于血清酶学的恢复和心电图的改善，在运用健脾化浊、消食和胃之法来改善血脂的临床实践中，山楂、荷叶、莱菔子等药为常用药。

【常用方药】

服用降脂减肥茶，每次7g，温开水泡服，1日3次，疗程为30天，连用2个疗程。

降脂减肥茶系由《丹溪心法》中"保和丸"加减而成，保和丸以往常用于食积停滞所致脘腹闷胀、嗳腐吞酸或呕吐腹泻等症。周劲医师在长期的临床实践中，发现此药还可降脂减肥。

现代药理研究证实山楂有强心、扩张血管、增加冠状动脉血流量、降低血压、降低血清胆固醇等作用；荷叶能清暑利湿、止血，具有强心扩张冠脉、降血压、降血脂、减轻毛细血管通透性、脆性和促进血细胞增生等作用。

消胖灵、减肥茶……治疗单纯性肥胖

刘宛华医师(武汉市第八医院，邮编:430010)采用中药消胖灵、减肥茶治疗单纯性肥胖，取得较好疗效。

【常用方药】

"消胖灵"药物组成：决明子30g，泽泻、郁李仁各15g，火麻仁、山楂各 10g。

"减肥茶"药物组成：番泻叶、桃仁、猪苓、枳壳、黄芪各 10g。

治疗方法：服中药"消胖灵"每日 3 次，每次 1～2 袋 (每袋 20g)，饭前半小时服；减肥茶开水冲服，每次 10g，每日 1～3 次，30 天为 1 个疗程。

治疗期间嘱患者控制饮食，改变不良的饮食习惯，配合体育活动，每天快走或慢跑 30 分钟至 1 小时。患者治疗前多有无力，动则气短，怕热出汗，喜坐不爱动等不适，经过降脂祛湿，润肠通腑，佐以益气治疗后，患者大便通畅，腹部轻松，体力增加，精神活跃，血压偏高患者血压亦有所下降，疗效较理想。

肥胖的治疗需要采取长期综合疗法，不能以一时的体重下降而告成功，要想长期维持理想的体重，必须坚持合理的节食，坚持体育活动，中药减肥只是一种辅助方法。在减肥治疗中，应注意观察病人的症状，若患者感觉疲劳加重，就应放慢减肥的速度。

三花减肥茶⋯⋯治疗肥胖症

顾选文等医师 (上海市普陀区中心医院，邮编：200000) 研制了中药合剂"三花减肥茶"，通过临床观察，取得较为满意的疗效。

【常用方药】

"三花减肥茶"根据祖国医学理论"肥者令人内热"、"肥人多湿"、"肥人多痰"、"肥人多气虚"而研制的。

三花减肥茶是由玫瑰花、茉莉花、代代花、川芎、荷叶等多种中药加工精制而成。减肥效率达 70%，长期服用无不良副反应，是一种较为理想的减肥饮料。

服法：每天服"三花减肥茶"1包，放置茶杯内，用80～100℃开水冲泡（不要放在保温杯内，杯中温度不宜过高过长），饮2～3次，一般在晚上服。如果减肥速度不快或未达到减肥作用者，可早、晚各饮1包，连服3个月，作疗效评定，并复查各项实验指标。有伴发病者，加服其他对症药物。

本方由玫瑰花、茉莉花、代代花等多种中草药加工精制而成，具有宽胸利气、祛痰逐饮、利水消肿、活血养胃、降脂提神等功用，药性甘平，无偏寒偏热损正伤胃之弊，服用方便，药味芬芳可口，长期服用无不良副作用，减肥有效率达72%，是一种较为理想的减肥保健饮料。

【验案赏析】

潘某，女，23岁，未婚。患者无家族史，亦无任何慢性疾病，自20岁开始逐渐肥胖，每年增加5～10kg，自觉没有力气，坐下来就打瞌睡，头昏，心慌，精神负担很重，想减少饮食，则饥饿难受。1980年6月9日来院门诊，当时检查：身高164cm，体重80kg，血压140/100mmHg，心率75次/分，心律齐，实验室检查：空腹血糖57mg%，葡萄糖耐量试验，空腹57mg%，口服100g葡萄糖粉后半小时95mg%，1小时76mg%，2小时76mg%，3小时81mg%，血钾5.4mN/L，血钠148mN/L，血氯化物148mN/L，血胆固醇160mg%，甘油三酯10mg%。心电图检查正常。腹壁脂肪超声波检查为6.25cm。6月16日开始服用本品，每天1包，连服3个月，体重减到67.5kg，其中第一个月减轻6kg，第二、第三个月分别为3.25kg，血压恢复到110/80mmHg，腹脂超声波复查减到4.25cm，空腹血糖91mg%，其他及肝肾功能无变化。自觉症状消失，以后继续服用，目前保持在66～65kg。

针刺加减肥脐贴······治疗女性单纯性肥胖

彭红华医师(广西中医学院,邮编:530001)在体针及耳穴治疗的基础上加用减肥脐贴治疗女性单纯性肥胖,取得较好效果。

【绝技妙法】

中医学认为,肥胖多由饮食不节,恣食肥甘厚腻之品,痰湿内聚,脾失健运所致。

(1)体针疗法:取穴中脘、天枢、大横、气海、关元、足三里、梁丘、公孙。便秘、口臭者加内庭、上巨虚;胸闷、痰多者加太白、脾俞;情志抑郁或急躁易怒、月经不调者加太冲、肝俞;形寒肢冷、腰膝软者加太溪、肾俞。

具体操作方法:在所选的穴位(双侧),施捻转提插手法,得气后留针接 G-6805 治疗仪,以连续波通电 20 分钟(强度以患者能耐受为度),起针后可在针刺穴位以皮内针埋针。隔天 1 次,10 次为 1 个疗程。

(2)减肥脐膏疗法:用古神减肥脐贴,撕开防黏纸并将脐贴对准脐中部黏贴平整,留置 24 小时更换,连续 20 天为 1 个疗程。

(3)耳穴疗法:用 75% 酒精擦洗耳穴处,把胶布剪成 0.6cm×0.6mm 大小,将王不留行籽置于剪好的胶布中央,贴压耳穴:饥点、神门、脾、胃、腹、大肠。每日揉压数次,以发热痛感为度。隔日贴 1 次,两耳交替使用。10 次 1 个疗程,治疗 2 个疗程。

针刺中脘、足三里有抑制食欲、减弱胃肠蠕动的作用;大横、天枢有理气通便、荡涤膏脂的作用;气海、关元有消积化脂的作用;梁丘、公孙有调理脾胃、祛痰逐湿的作用。配合耳穴脾、胃与足三里相呼应，腹、大肠与天枢相呼应，饥点以减弱食欲，神门以调整脾胃功能。

【常用方药】

减肥脐贴由大黄、茯苓、白术、山楂、荷叶等组成，大黄泻腑通便、荡涤膏脂为主药，辅以白术醒脾燥湿，佐以茯苓健脾渗利，山楂、荷叶清热利湿消脂。脐为经络之总枢，与脾胃肾关系最为密切。

现代医学研究也表明，药物完全可以从皮肤吸收而发挥作用，脐部角质层薄，脐下腹膜有丰富的静脉网，脐下动脉分支也通过脐部，所以药物经脐部皮肤吸收后，可以迅速地发挥治疗作用。药敷脐部能调整机体交感神经和副交感神经及内分泌功能和电解质的代谢，加强组织细胞的物质交换，促进细胞分解脂肪和促进局部血液循环，疏通经络，调节内脏功能，所以体针疗法、耳穴疗法、减肥脐贴三种疗法结合应用减肥效果更好。

减肥按摩膏……治疗儿童单纯性肥胖症

邰先桃、熊 磊教授(云南中医学院，邮编:650200)应用减肥按摩膏治疗儿童单纯性肥胖症，疗效明显。

【绝技妙法】

小儿一方面"脾常不足"，另一方面生长旺盛，需要大量精微物质，表现为食欲旺盛，于是长期饮食过量导致"本虚标实"。脾虚不能将水谷化为精微物质，濡养全身，反而酿为水湿、痰瘀、脂质等浊阴之邪停留，内而脏腑，外而筋骨皮肉。浊阴之邪偏盛，纯阳之气致弱，阴阳失去平衡，从而导致肥胖症。故"治脾"应为治疗肥胖症的根本。

从中医"脾为生痰之源"、"病痰饮者，当以温药和之"的理论角度出发，筛选出具有温阳健脾、利湿化痰、祛瘀功效的中药组方，制成透皮吸收较好的水包油型按摩膏，采用膏摩的方法治疗小儿单纯性肥胖症。

治疗方法：先予推拿治疗，手法分为3步：

(1) 脾$_{300}$ 胃$_{100}$ 大肠$_{200}$ 揉板门$_{100}$ 小肠$_{100}$ 运内八卦$_{50}$。

(2) 开璇玑$_{10}$ 摩腹$_{3～5min}$ 揉摩中脘$_{2min}$ 揉脐及天枢$_{100}$ 按揉水分、气海、天枢、滑肉门、外陵等具有公认减肥效果的脐周八穴，每穴半分钟。

(3) 捏脊 3～5 遍，按揉脾俞、胃俞、足三里，每穴半分钟；揉龟尾$_{100}$ 推上七节骨$_{100}$ 擦腰骶部（以局部皮肤轻度充血为度）。

治疗过程中第 (1) 步使用介质为小儿推拿常用的葱姜水，第 (2)(3) 步中摩腹和擦腰骶部时用减肥按摩膏。每次治疗 40 分钟，隔日治疗 1 次，15 次为 1 个疗程，每个疗程结束时均测量并记录相关指标（由专人测量并如实填写临床观察表）。休息 1 周后进行下一个疗程，治疗 3 个疗程。

【常用方药】

减肥按摩膏方组成：半夏、桂枝、草决明、大黄、茯苓、泽泻、丹参、川芎、紫草、花椒、冰片。

减肥按摩膏方中半夏健脾燥湿，化痰降浊；桂枝温阳化痰，行气以利水，半夏、桂枝共为君药，使脾阳健旺，水湿痰饮自除。茯苓、泽泻、草决明、大黄为臣，四药合用共奏健脾燥湿、消积导滞之功。再佐以丹参、川芎活血化瘀，加强前药的消积导滞之力。假以微量花椒、紫草、冰片等为使药，既增加药物的渗透吸收，又能让患儿感觉清凉舒适。

推拿通过补脾、清胃、清小肠、清大肠、揉板门、运内八卦等调节脏腑功能；通过开璇玑、摩腹、揉摩中脘、揉脐及天枢、按揉水分、气海、天枢、滑肉门、外陵等调节总任一身之阴的任脉；通过捏脊、按揉脾俞、胃俞等调节总督一身之阳的督脉；通过揉龟尾、推七节骨、擦腰骶部等操作法进一步调节全身脏腑气血，促进患儿的脂肪代谢，从而达到减肥效用。

运用减肥按摩膏作为推拿介质不仅可保护皮肤，而且通过透皮使药物进入机体，可将药物在内服中的毒副作用降低到最低限度，在增加减肥效果的同时不影响患儿的生长发育，为中药减肥提供了一种新的用药方法。

减肥膏按摩……治疗单纯性肥胖

季　远医师（山东中医药大学附属医院，邮编:250011）以减肥膏为介质按摩治疗单纯性肥胖，取得了满意的疗效。

【绝技妙法】

肥胖多属本虚标实之证，本虚以肺脾肾虚为主，标实则以湿、痰、瘀、热为主。推拿治疗时，手法大多选用泻法，力度多以中、重度的刺激量为主，频率宜较快，并逆着经络方向施术。

操作方法：患者取俯卧位，每次操作前先取适量减肥膏涂患者欲施术处，术者以深沉的滚法施术于患者背部督脉及双侧膀胱经，往返 5 ~ 10 次；再以拇指按揉肝俞、脾俞、胃俞、肾俞、大肠俞、小肠俞、膀胱俞，每穴按揉 0.5 分钟，手法宜稍重，使患者有明显的得气感。再令患者取仰卧位，术者以一指禅推法施术于患者胸腹部的任脉及胃、脾、肾经；再以拇指按揉中脘、气海、关元、天枢，每穴按揉 0.5 分钟。然后再针对患者具体情况，选择脂肪堆积部位进行局部治疗。

头颈部减肥：以拇指点按大椎穴，用力由轻到重，达到气串感觉（直串至腰、骶椎）；然后再点按百会、太阳、风池等穴各 0.5 分钟，直至穴位处皮肤潮红。

肩部、上肢部减肥：以拿法在肩臂部操作，搓抖上肢 3 ~ 5 遍，再点按肩井、肩贞、曲池、手三里、内关、合谷各 0.5 分钟。

腰部、腹部减肥：按揉局部肌肉，再用拿法拿双侧背肌和整个腹肌，同时捻揉之；再点按中脘、气海、关元、下脘、大横、天枢、水道、足三里等穴各 0.5 分钟。

臀部、下肢减肥：以滚法在臀部和下肢部操作，提拿局部肌肉，并同时捻揉之；再点按环跳、承扶、殷门、承山、血海、梁丘、足三里、上巨墟、下巨墟、丰隆、阴泉、三阴交等穴各 0.5 分钟。

每次治疗 45 ~ 60 分钟，隔日 1 次，15 次为 1 个疗程。疗程之间休息 1 周，继续第 2 个疗程，2 个疗程后统计相关数据。

【常用方药】

减肥膏组成：何首乌 15g，大黄 30g，苍术 12g，泽泻 12g，茯苓 20g，防己 12g，黄芪 50g，薏苡仁 15g，丹参 12g，山楂 30g，甘草 9g。

用法：以上药物共研细末，浸泡在 75% 的酒精中，24 小时后再加入适量的凡士林，用微火加热，至色变微黄（不要出现焦糊），然后过滤，冷却后备用。

减肥膏由补脾益气、利湿消肿、活血化瘀的药物组成，作为推拿介质使用，使药物与手法相得益彰，疗效更显著。此法操作简单易行，无痛苦，疗效确切，值得临床推广应用。

减肥瘦身丸……治疗肥胖症

冯红岩医师（河南省康复中心，邮编：450002）应用自行研制的纯中药制剂减肥瘦身丸治疗肥胖症，疗效满意。

【常用方药】

减肥瘦身丸组成：二陈汤、泽泻汤（陈皮、茯苓、半夏、泽泻、白术）加苍术、薏苡仁、竹茹，辅以保和丸（山楂、陈皮、半夏、茯苓）加香附、大黄等药。

服法：给予减肥瘦身丸，每次 4g，每日 3 次口服，30 天为 1 个疗程，治疗 2 个疗程。治疗期间要求患者合理饮食，活动与平时一样。

减肥瘦身丸用二陈汤、泽泻汤加苍术、薏苡仁、竹茹以健脾利湿，使湿无所聚，痰无由生，祛痰降脂；辅以保和丸（山楂、陈皮、半夏、茯苓）加香附、大黄和胃消食化积，行气活血化瘀，荡涤肠胃，安和五脏，消除膏脂，气顺血畅；再用车前子、冬瓜皮、大腹皮利水渗湿，以助上药之力，使水湿得利，脾气健运，精微归于正化。诸药合用，健脾利湿，和胃化积，祛痰降脂，行气活血，使脾气健运，气血流畅，多余之膏脂得以祛除，从而达到治疗肥胖的目的。

减肥瘦身丸治疗肥胖症有效率达 93.0%，其中显效率达 43.5%。且本药在减肥的同时，能明显降低 TG，TC，升高 HDL-C，能明显改善或消除临床症状，不影响体力，无腹泻、厌食等副作用，患者易于接受。本药在服药 30 天左右减肥效果最佳。主要症状改善或消失情况：患者在体重减轻的同时，伴有的临床症状亦有所改善或消失。

大黄膏外敷……治疗单纯性肥胖

张新凤医师(东风汽车公司总医院,邮编:442008)运用大黄膏外敷治疗单纯性肥胖,效果良好。

【绝技妙法】

中医学将单纯性肥胖称为"肥人"或"肥贵人",并有"肥人多痰"、"肥人多湿"之说,多属膏粱之疾。明清医家将本病归属湿、积、痰、瘀。根据中医"实则泻之"、"余者消之"的治疗原则,采用下法、泻法、消法、清法治之。中医学认为,外治之理即内治之理,外治之药即内治之药。因为人体真皮和皮下组织内血管丰富,腹部外敷大黄膏加按摩后,可使局部血液循环得以改善,经络疏通,气血旺盛,药物经透皮吸收,直接作用于脂肪细胞使之体积缩小,故可取得降脂减肥的效果。

大黄膏外敷配合局部按摩对体重、腹围、BMI、腹部脂肪厚度有明显的改善(血脂虽然有所下降,但无显著性差异),尤其是对胃中蕴热、肠燥便结者效果最佳。

治疗方法:用红外线治疗灯腹部照射5分钟后,涂抹复方大黄膏5g(含大黄、芒硝等),再用摩奇按摩器按摩20分钟。15天为1个疗程。治疗过程中,分别于第10天、第20天、第30天测量腹围,第30天复查血脂、B超、体重、BMI、脂肪度,综合上述指标判断治疗效果。200例中,特效22例,显效50例,有效105例,无效23例。显效率38.5%,总有效率为88.5%。

外敷中药方中大黄攻积、导滞，走而不守，可荡涤胃肠之燥结。近代药理学研究证实，大黄中含有蒽醌类化合物，能导滞通便，降低毛细血管通透性，增强内皮致密性，限制有害物的进入。大黄也能促进胆汁排出，有利于类固醇排出体外，可减少胆固醇在体内积累，具有降脂减肥的作用。芒硝能泻热通便、润燥软坚，主治实热积滞，大便燥结。大黄和芒硝同用，相辅相成，既使泻力增强，又使攻下的效果加速。两药制成膏剂外敷，减少了内服的不良反应。

二、针刺与灸法治疗肥胖

针刺胃经经穴……治疗胃肠实热型肥胖

柏亚萍等医师(浙江中医学院附属针灸推拿医院,邮编:310009)采用针刺胃经穴位治疗胃肠实热型肥胖,疗效显著。

【绝技妙法】

消谷善饥是肥胖症早期的主要表现,此外还表现为口干、口臭、大便秘塞、小便短赤等胃肠实热的症状。胃经穴位可以作用于肥胖发生和发展的多个环节,是治疗胃肠实热型肥胖的关键而有效的选穴。

治疗方法:依据中医辨证施治的理论,以胃经穴位为主,取双侧梁门、滑肉门、天枢、外陵、大巨、水道、梁丘、足三里、丰隆、上巨虚、下巨虚、内庭,每次取 6 ~ 10 对穴位为主穴,加中脘、带脉等穴。

操作:用 1.5 ~ 3 寸 (29 ~ 30 号) 毫针,施以提插捻转得气后,将两组主穴针柄与电针仪相接,选疏密波,频率为 40 ~ 100Hz,强度为 310 ~ 1010mA,余穴 10 分钟行针 1 次,随证补泻,留针 30 分钟。

疗程:隔日治疗 1 次,1 个月为 1 个疗程,共治疗 3 个疗程。

本研究观察了针刺治疗 3 个疗程患者的体重、腰围、BMI 的变化,部分患者表现为腰围先于体重回降,对于胃肠实热型,胃经穴位较其他腧穴在减小腰围上作用突出,且在体重下降减慢时,腰围仍能继续减小,提示针刺可能有促进脂肪良性分布的作用。

体针耳穴……治疗中央型肥胖

赵海音医师(上海中医药大学附属龙华医院,邮编:200032)采用体针结合电针、耳穴贴压、TDP照射等方法,治疗中央型肥胖患者,临床总有效率84.4%,说明针刺结合电针、耳穴贴压、TDP照射对中心型肥胖有较好的疗效。

【绝技妙法】

单纯性肥胖可分为中央型肥胖和周围型肥胖,前者又称肥大型肥胖,表现为脂肪堆积在身体中央(躯干及腹部),对健康的不良后果比周围型更为严重。肥胖多外因起居失常,过食肥甘、醇酒厚味,内因脾失健运,输布失司,气血壅塞所致。

(1) 针刺治疗

主穴:天枢、大横、中脘、丰隆、阴陵泉、腹结、太乙。

辨证加减取穴:脾胃俱旺型加关门、内庭、上巨虚;脾虚湿盛型加足三里、三阴交、水分;脾肾两虚型加关元、带脉、气海;质禀土形型加解溪、曲池、梁丘。

操作方法:令患者取仰卧位,准确定穴,局部常规消毒后,使用直径0.30mm华佗牌无菌针灸针,按体形和穴位部位,选长40～75mm毫针。进针得气后,中脘、阴陵泉施行提插捻转补法,丰隆、腹结行泻法,余穴行平补平泻法。然后接G680522型电针仪,输出频率和强度以患者能忍受为度。留针40分钟,期间以CQ27型TDP照射腹部。

(2) 耳穴治疗

取内分泌、神门、脾、胃、腹,每次贴一侧耳廓,每2～3天交换贴另一侧。嘱患者每日 3 餐前按压诸耳穴,每穴 100 下。

针刺治疗 15 次为 1 个疗程,前 3 天每日 1 次,以后每周治疗 3 次,隔天 1 次。1 个疗程 (30 天左右) 后进行疗效统计。

(3) 饮食建议

治疗期间,不必刻意节食,但勿暴饮暴食,少进食可乐、炸薯片等不健康的高热量、无营养食物。

按照祖国医学辨证论治、整体调理的观念,以足太阴脾经和足阳明胃经经穴为主,重用腑会中脘、阴陵泉、丰隆,随证加减,诸穴合用,共奏健脾化湿、调理肠胃、通腑化浊之效;加电针和腹部 TDP 照射,可加强活血散瘀、温经通络的作用;耳穴贴压,可增强和延长针刺的刺激量,有助于疗效提高。

针刺耳穴贴压······治疗腹型肥胖

王 彬等医师 (解放军第 465 医院,邮编:132013) 以针刺手法与电针结合,配合耳穴贴压治疗腹型肥胖患者,疗效较满意。

【绝技妙法】

祖国医学认为,饮食不节、久坐久卧是腹型肥胖形成的重要原因。食物需靠脾胃的正常运化才能转化为水谷精微,若饮食不节、嗜食肥甘厚味,日久则损伤脾胃运化功能,水谷肥甘之物无以化生气血精微而转变为痰浊停聚体内;久坐久卧则痰浊停聚腹部致腹部肥满。

治疗方法:

(1) 体穴取中脘、天枢、大横、足三里、梁丘、支沟。

操作方法:使用 30 号 1.5 寸不锈钢毫针,患者取仰卧位,常规消毒进针,手法刺激得气后反复轻插重提,大幅度、快频率捻转,产生较强的针感,然后将SDZ－型电子针疗仪接于针柄上,施以连续波,把微电流通于针体上,电流量以患者能耐受为度,留针30分钟。

(2) 耳穴取饥点、口、三焦、皮质下、大肠、胃、腹,以普通胶布剪成 5mm×5mm 的小方块,中间贴 1 粒王不留行籽,将其贴在穴位的敏感点上,每次贴一侧耳廓,下次复诊时更换,两耳廓交替贴压,嘱每天有饥饿感及进食前 10 分钟对贴压穴位进行强刺激的按压,每次 5 分钟。隔天治疗 1 次,10 次为 1 个疗程。

应用针灸疗法,其机理主要是调整人体的代谢功能和内分泌功能,促进脂肪分解,针刺配合耳穴贴压,能够抑制胃肠蠕动,抑制胃酸分泌,从而减轻饥饿感。中脘、足三里、梁丘、支沟,耳穴胃、口、饥点、皮质下有抑制食欲、减弱胃肠蠕动作用;天枢、大横,耳穴三焦、大肠疏调肠腑,理气通便;耳穴腹点能促进腹部脂肪燃烧。通过上述治疗,能健脾化湿,化痰消脂,减少食量,促进排泄,使腹部积聚脂肪转化为水湿,痰脂随大便而去。一般来说,经 1 次治疗后,患者有不同程度的食欲下降,饮食减少。在治疗同时,嘱病人少进食糖类和脂肪,若能配合适当的体育锻炼更能提高疗效。

针刺华佗夹脊……治疗单纯性肥胖

沈 洁等医师(天津中医学院第一附属医院,邮编:300193)采用针刺华佗夹脊治疗单纯性肥胖患者,临床疗效满意。

【绝技妙法】

针刺取穴:华佗夹脊穴(第 3 胸椎至第 5 腰椎)。

操作方法:穴位常规消毒,用 0.25mm×50mm 毫针向正中斜刺或成 45° 角,进针深度 1 ~ 1.5 寸。施捻转泻法,以患者有酸胀感为度,留针 30 分钟,每日 1 次,15 天为 1 个疗程。

近年来有研究报道针刺华佗夹脊穴可兴奋交感神经,抑制迷走神经亢进状态,增强肥胖患者下丘脑－垂体－甲状腺系统的功能,促进新陈代谢。实验表明,针灸对患者体内的调整作用是通过多种活性物质、多种代谢途径的综合作用,致使神经、内分泌和物质代谢的正常,从而达到减肥效果,使病态机体得到改善。

中医认为华佗夹脊穴分布于督脉两侧,督脉为诸阳之会,主一身之阳气。针刺华佗夹脊穴(第 3 胸椎至第 5 腰椎)并向督脉斜刺,可调节各脏腑功能,振奋阳气,调畅气机,通调上、中、下三焦。使阳气旺盛,气机通畅,三焦气化功能协调平衡,则可使水液代谢正常,水谷得以化为精微,维持人体正常生理功能,病理性的痰、浊、水饮得以消除而不能滞留成为膏脂。

【验案赏析】

患者,女,35 岁。形体肥胖 5 年余。患者 5 年前生产后补养失宜,形体日渐肥胖,体重最高达 80kg,疲惫乏力,肢体困重,腹胀,便溏,小便频,夜寐欠安。检查见身高 1.63m,体重 78kg,舌淡胖,苔白腻,脉沉滑。诊断为肥胖(脾虚湿阻)。采用针刺华佗夹脊疗法 1 个疗程后,体重减轻 6kg,2 个疗程后体重减轻 11.5kg,3 个疗程后体重减轻 16.5kg,疗效满意,停止治疗。随访 6 个月体重未反弹。

辨证体针……治疗肥胖

陈世伟等医师(广东省深圳市罗湖区人民医院,邮编:518004)用针刺疗法治疗肥胖症患者,取得满意疗效。

【绝技妙法】

针刺减肥是以祖国医学的经络学说为指导,辨证取穴,运用体针刺激人体有关穴位,以疏通经络气血,调理脏腑阴阳的失衡,使阴平阳秘,机体功能恢复常态而达到减肥的目的。

《医门法律》对本症有"肥人湿多"的描述,指出"脾为生痰之源",因此,临床上应用针刺减肥常取足阳明胃经、足太阴脾经、足太阳膀胱经、任脉等经穴,以健脾除湿、调和营卫、通利三焦,使水湿得以正常排泄,从而恢复正常的水液代谢功能及大肠传导功能而获得满意疗效。

治疗方法:选大横、天枢、大巨、四满、水道、气穴、石门、关元作为基本穴。

配穴:脾虚痰湿为主者加内关、水分、三阴交;胃中蕴热甚者加内庭、曲池、上巨虚;肠燥便秘者加支沟、曲池、承山;月经不调者加带脉、血海;肺脾气虚者加肺俞、脾俞、列缺;肝阳上亢者加曲池、太冲、侠溪。

操作方法:用提插捻转法,留针30分钟,每日1次,15次为1个疗程。1个疗程后,休息10天后继续下1个疗程。同时配合饮食调理,适当控制甜食和油腻食物,治疗2个疗程。

针刺不仅可降低摄食中枢的兴奋性,而且能提高饱食中枢的兴奋性,使饱食中枢的活动水平占优势。针刺还能有效控制肥胖患者的饥饿感,且很可能调整了下丘脑饱食中枢与摄食中枢的失衡状态,抑制了摄食中枢的活动,从而减少摄食量,使患者长期摄入的热量多于消耗的状态得以纠正,达到减肥效果。21~40岁的肥胖患者总有效率最高,说明针刺减肥最适宜此年龄段的肥胖患者。

腹部针刺⋯⋯治疗单纯性肥胖

刘长信等医师(北京中医药大学东直门医院,邮编:100700)从中医解剖知识和腧穴的特性角度出发,以腹部十针为主治疗单纯性肥胖病,取得了一定疗效。

【绝技妙法】

针刺取穴:

主穴(腹部十针):上脘、中脘、下脘、气海、关门(双侧)、天枢(双侧)、大横(双侧)。

配穴:足三里、上巨虚、下巨虚。胃肠实热型配曲池、梁丘、内庭;脾虚湿盛型配阴陵泉、水分、水道、脾俞;肝郁气滞型配肝俞、太冲、阳陵泉、三阴交。

操作方法:患者仰卧,舒适体位,穴位常规消毒,用毫针快速进针,得气后,实证用泻法,虚证用补法。留针30分钟,每隔10分钟行针1次,15次为1个疗程,疗程间休息2天,3个疗程后进行疗效总结及分析。

治疗期间,不强调过分控制饮食,尤其不主张采取"饥饿疗法"。

选取腹部的10个穴位作为减肥的重要穴位。取穴中的上、中、下脘分别位于胃上口、胃中、胃底大弯,可通治胃腑诸病;关门与胃肠接近,有交通开阖、出纳的作用;天枢为胃经募穴;大横内应横行结肠,善治肠腑病症;气海有补气健脾作用,下部也是肠道。上述穴位均为任脉、胃经、脾经在胃肠区的重要穴位,因此确立为腹部十针。又《素问·水热穴论》中说:"气街、三里、巨虚、上下廉,此八者,以泻胃中之热也。"足三里、上巨虚、下巨虚分别为胃、大肠、小肠的下合穴,《灵枢·邪气脏腑病形篇》中说:"荥输治外经，合治内腑"，《灵枢·咳论篇》中说"治脏者治其俞，治府者治其合"，是选取辅穴的理论依据。上述穴位能共同发挥抑制食欲、通导大便、扶正固本的作用。

腹部十针的临床特点及意义：①针对性强，直接刺激胃肠区。肥胖本身就与脾胃经有很大关系，在其腹部循行的经络上选取一定的穴位直接刺激胃肠是治本之法。②疗效确切。腹部也是脂肪堆积较多的地方，腹部取穴对脂肪本身也是一种刺激。③操作简便，容易掌握，危险性小。

腹八针……治疗肥胖

汪慧敏医师（浙江中医学院，邮编:310053）用腹八针为主治疗腰腹部肥胖，取得满意临床效果。

【绝技妙法】

针灸是通过刺激神经系统，使内分泌、代谢功能得到调整，进而产生减肥效果。针刺耳穴胃点可提高交感神经功能，抑制亢进的副交感神经功能，抑制饥饿感，减少食物摄入量。针刺耳穴"肺点"可通过迷走神经抑制食欲，增强人体代谢而达到减肥效果。另外有研究证明，针灸有降低胰岛素水平，或增加垂体激素、甲状腺素等的合成，促进新陈代谢、促进体内代谢产物的排泄作用。总之，针灸通过调整多种器官、组织和物质功能，以及多种途径的综合性作用，可促进神经、内分泌和物质代谢的正常，从而产生减肥效果。

治疗方法：腹部八针选穴天枢（双侧）、水分、阴交、滑肉门（双侧）、外陵（双侧）。

全身选穴取曲池、支沟、三阴交、阴陵泉、丰隆、内庭。

操作方法：腹部穴位和全身穴位均用泻法，留针30分钟，隔日

1次。耳针取穴肺、胃、饥点、内分泌。每次选用一侧耳穴,用磁珠贴压,并于餐前或饥饿时在穴位上按压,以加强针感,减少或推迟进食,2～3天换另一侧耳穴。10次为1个疗程,治疗1个疗程。

治疗结果:针灸对中度、重度肥胖患者及肥胖程度大的一般见效快、疗效显著,对轻型肥胖相对较差。针灸治疗单纯性肥胖而且平素食欲过强患者效果较好。3岁以前便肥胖,到成年仍肥胖者,或有肥胖家族史者效果较差。年龄在45岁以下者疗效较好,年龄过大者不宜减肥。

腹针疗法……治疗单纯性肥胖

童 娟等医师(广州医学院第一附属医院,邮编:510140)运用腹针疗法治疗单纯性肥胖,与健康人群进行对照,临床疗效满意。

【绝技妙法】

取穴:所有受试者均采用局部围针法加体针进行治疗。局部围针以脐周2寸、3寸、4寸的部位围着脐部上、下、左、右、左上、左下、右上、右下取8个点刺入,针尖均斜向脐位;体针取两侧足三里和三阴交。

针刺方法:针尖锐利,可刺入皮下,与平时所用的毫针一样。针尖刺入皮下后进行一定幅度的捻转操作,由施术医师根据临床经验判断达到得气为度,然后留针30分钟,期间在10分钟和20分钟后进行较轻微的手法刺激。

疗程:隔日1次,20次为1个疗程。所有患者均进行1个疗程,同时要求患者控制饮食。

腹部为阴经及胃经行经之地,亦聚集了主要的运化水液的脏器,为肥胖症湿停气阻之病因所在部位。临床上亦观察到此类患者主症显示腰围增加，腹部成为体内脂肪堆积的主要部位，故对此部位进行局部性针刺治疗，可使针感直接达到病所。同时，腹部穴位如气海、中脘、天枢、大横等为临床治疗单纯性肥胖的常用穴，对上述穴位进行针刺可达到健脾化湿、消壅散结的效果。配合运用足三里、三阴交以振奋脾阳，利湿化浊，达到治疗目的。

肥三针……治疗单纯性肥胖

唐庆芬等医师（广州中医药大学第一附属医院，邮编：510405）对单纯性肥胖患者以针刺肥三针（中脘、带脉、足三里）治疗，疗效满意。

【绝技妙法】

中医学认为，饮食不节是肥胖形成的重要原因之一。生活安逸，少动多静亦是诱发肥胖的主要因素。肥胖的直接原因虽为"饮食不节，入多于出"，导致脂肪在体内堆积，但其内在原因多为脏腑功能失调所致，主要与脾胃、肝、肾相关，尤以脾胃运化失常为关键。

取穴：肥三针（中脘、带脉、足三里）。

针刺方法：使用华佗牌30号不锈钢毫针，患者取仰卧位，常规消毒进针。中脘、足三里穴选用1.5寸毫针，直刺1.2寸，得气后行提插泻法和大幅度、快频率捻转，产生较强的针感；带脉穴选用4寸针，入针后沿着腹壁向肚脐围刺，即双侧带脉透刺。接通电针仪，调至疏密波，把微电流接通于针体上，电流强度以患者能耐受为度，留针40分钟。

疗程：隔天治疗1次，10次为1疗程，连续观察治疗3个疗程。

"肥三针"是广州中医药大学靳瑞教授从临床经验中总结出来

的。足三里是足阳明胃经的合穴，同时也是胃经的下合穴，针刺足三里可以疏调阳明经气，通调肠胃。中脘属于胃经的募穴，腹部局部取穴，直接调理脾胃的消化功能。针刺中脘穴时，针刺深度比较深，过了皮肤就到脂肪，脂肪层厚，所以中脘穴是根据肥瘦来定深浅。带脉穴位于腰腹部的中部，起于少腹之侧，季胁之下，环身一周，络腰而过，约束诸经脉，如同束带。肥胖的病人，尤其是腹部肥大的病人，起因多与带脉的约束功能下降有关，所以选用带脉穴，加以电流刺激，能畅通带脉经气，管束诸经脉，且能加强局部的刺激作用而治疗肥胖之腰腹肥大者。通过针刺肥三针，可以起调整脾胃功能、化脂降浊作用，而达到减肥目的，使病态机体得到恢复。

【验案赏析】

王某，女，38岁，2002年7月9日初诊。既往肥胖史12年，身高157cm，体重69kg。患者形体肥胖，多食易饥，脘腹胀满，大便秘结，四肢困倦，舌偏红、苔薄黄，脉滑有力。曾采用药物及运动疗法减肥未见效。经针刺肥三针治疗1个疗程，体重下降3kg，患者进食减少，腹部较治疗前平坦，腹胀减轻。2个疗程后，体重下降8kg，腹胀、便秘症状明显改善。3个疗程后，体重下降12kg，自觉身体轻松，纳佳，大便通畅，脘腹胀满消失。随访1年，自觉身轻体健，体重无反弹。

群针法·····治疗女性单纯性肥胖

顾健华医师（瑞金医院卢湾分院，邮编:200020）以群针法为主治疗单纯肥胖患者，疗效明显。

【绝技妙法】

单纯性肥胖主要由于机体内热量摄入大于消耗，造成脂肪在体内积聚过多，导致体重超常，临床上多伴有内分泌紊乱的症状。中医对本病也有较详细的论述，《脾胃论》云："脾胃俱旺，则能食而肥；脾胃俱虚，则不能食而瘦或少食而肥，虽肥而四肢不举，盖脾实而邪气盛也。"脾胃俱旺者由于多食多饮，致膏脂堆积于体内，脾胃气机凝滞，不能运化转输水湿，痰湿内生而成病；或有脾胃俱虚，胃虚则食少，脾虚则失运，中焦生化不足，水谷之精气失于运化，转为痰浊，贮留于皮里膜外，形成肥胖。

治疗方法：采用群针法治疗。

取穴：主要在腰腹部群取穴位，以足阳明胃经、足太阴脾经、足少阳胆经、足厥阴肝经、任脉5条经脉在腰腹部的穴位为主穴。取胃经的梁门、水道、大巨、外陵、天枢、滑肉门、太乙、关门；脾经的腹结、大横、腹哀；胆经的带脉、五枢、维道；肝经的章门；任脉的中脘、建里、下脘、水分、阴交、气海、石门、关元。

配穴：手臂肥胖加手阳明大肠经、手少阳三焦经经穴，取肩贞、臂臑、肩髎、臑会、曲池、支沟；腿部肥胖加足阳明胃经、足少阳胆经、足太阴脾经、足太阳膀胱经的经穴，取髀关、伏兔、居、风市、梁丘、足三里、上巨虚、血海、阴陵泉、承筋、承山、三阴交。以上穴位同时取用。

操作：患者平卧，用0.30mm×40mm不锈钢毫针直刺约1～2寸，小幅提插捻转，以略有酸胀感为度，用G9805-C低频电子脉冲治疗仪接于天枢、章门上，频率3Hz，强度中度，以患者耐受为限，连续波，留针30分钟。治疗先每天1次，连续5天，以后每周3天，每天1次，10次为1个疗程。

用群针法治疗，是采用常规毫针刺法，取体表某区的某经及该穴周围邻近的多个腧穴行针刺，取穴多而群集，故名群针法。脂肪堆积以腹部为最，故着重取腹部的经穴，这种取法是重局部而不弃经脉，所取的经穴分属胃经、脾经、胆经、肝经、任脉等不同的经脉,通过经穴本身的作用及众多经脉之间相互协调作用,来平衡阴阳,调整脏腑机能,以达到减肥的功效。

肥胖不仅是体形问题,更是值得关注的健康问题。而群针疗法为肥胖者提供了一个有效的减肥手段。

针灸点穴……治疗单纯性肥胖

刘红石主任医师(青岛市按摩康复医院,邮编:266071)从事针灸点穴治疗减肥临床工作多年,疗效满意而且持久,深受广大病人欢迎。

【绝技妙法】

(1) 辨证施针

阴阳平和型:此型多为单纯获得性肥胖,多见于青少年,无任何不适症状,治宜调和阴阳。取穴:天枢、水分、滑肉门、外陵、水道、大横、带脉、上脘、足三里、三阴交。上述穴位亦作为以下各型的基本穴。

脾虚湿盛型:肥胖伴神疲乏力,肢体沉重,脘腹胀满,纳呆,舌淡、苔白腻,脉濡细。治宜健脾益气、利水渗湿。取穴:基本穴加阴陵泉、太白、丰隆,采用补法为主。

胃腑实热型:形体肥胖,多食善饥,口渴喜冷饮,口苦口干,大便干结,舌红苔黄,脉滑数。治宜清胃泻火。取穴:基本穴加内庭、曲池、支沟、腹结,采用泻法。

肝郁气滞型:形体肥胖,胁肋胀痛,烦躁,胃脘痞满,月经不调,失眠多梦,舌淡、苔薄白,脉弦。治宜疏肝理气。取穴:基本穴加太冲、内关,月经不调者再加中注、血海、地机,采用泻法。

气滞血瘀型:形体肥胖,面色灰暗或黄褐斑,胸闷胁胀或大便秘结,舌暗红或有瘀点,苔薄,脉沉涩。治宜行气散结、活血化瘀。取穴:基本穴加血海、气海、膻中,采用泻法。

脾肾阳虚型:形体肥胖,形寒肢冷,腰膝酸软,颜面虚浮,神疲嗜卧,舌淡胖、苔薄白,脉沉细无力。治宜温肾健脾、利水化饮。取穴:基本穴加脾俞、肾俞、关元、太溪,采用补法。

阴虚内热型:形体肥胖,头晕眼花,腰膝酸软,五心烦热,低热盗汗,口燥咽干,舌红少苔,脉细数。治宜滋阴降火。取穴:基本穴加太溪、复溜,采用平补平泻法。

(2) 灸法

取穴:脾俞、三焦俞、肾俞、命门、气海、大赫、大横、水分、天枢,每次取3~5穴。

操作:每穴采用隔姜灸5壮,每日1次,1个月为1个疗程。此法适用于虚寒型肥胖症患者,尤其以脾肾阳虚型效果佳。

(3) 耳穴按压法

取穴:内分泌、神门、外鼻、饥点、渴点、肺、三焦、交感、脾、胃、大肠,每次取5~8穴。

操作:用中药王不留行籽或其他硬质菜籽按压耳穴,每次贴压一侧耳廓,两耳交替贴压。夏季隔日1次,春冬秋季隔3天1次。一般以10次为1疗程,2个疗程之间休息1周。耳穴贴压期间要求患者饥饿时、餐前30分钟及睡前自行按压2~3分钟,以局部有酸疼感为度,同时配合饮食、运动疗法,效果更佳。

(4) 局部减肥法

背部取肺俞、魄户、膈俞、膈关、三焦俞;上肢沿手阳明经施行排针法;臀部取环跳、环中、臀沟,行排针法;大腿取梁丘、伏兔、箕门,行排针法或沿足阳明经施行排针法;小腿取承山、承筋,行排针法或沿足太阳经施行排针法。针刺得气后加用电针,采用连续波刺激,每次30分钟。

(5) 推按点穴法

①揉腹(揉面式)：由外侧至内侧，施术 2～3 分钟，同时做收腹动作 10 次。②点压水分、上脘、巨阙、气海、关元各 30 秒。③重复上述①、②的步骤。④压两侧章门、大横、带脉、天枢各 30s。⑤重复上述①、②的步骤。⑥一手压百会，一手压膻中、天突、臂臑、曲池、内关、合谷各 30 秒。⑦重复上述①、②的步骤。⑧患者取俯卧位，放松肩部，先压双侧夹脊穴 3 遍；再从大椎沿膀胱经第一侧线向下平推，点压双侧膀胱俞至大肠俞各 30 秒；最后点压双侧肩贞、环跳穴各 30 秒。⑨患者先取仰卧位，点压下肢双侧风市、箕门、梁丘、血海、犊鼻、足三里、阴陵泉、三阴交、太冲、太白穴各 30 秒；再换俯卧位，从上至下依次点压双侧殷门、承扶、合阳、委中、承山、昆仑、涌泉穴各 50 秒；最后揉搓双腿，结束治疗。前 3 天每日治疗 1 次，以后隔日 1 次。轻、中度肥胖以 10 次为 1 疗程，重度肥胖以 20 次为 1 疗程，2 个疗程之间间隔 5～7 天。

针灸脾胃经穴……治疗单纯性肥胖

张卫东等医师(山西中医学院，邮编:030024)取脾经、胃经经穴为主针刺辅以耳针疗法辨证治疗单纯性肥胖患者，总有效率 89.7%，体针配合耳针针刺治疗单纯性肥胖疗效好。

【绝技妙法】

肥胖病的发生主要与脾胃的功能密切相关，其病理机制为本虚标实，本为脾胃虚弱、运化失司，标为痰、湿、热、滞、瘀，故治疗肥胖病应从脾胃入手。针灸减肥则以脾胃经穴位为主，同时结合辨证分型选穴，健脾和胃，化痰祛湿，通腑泻热，活血化瘀，从而达到减肥目的。

(1) 体针疗法：临床取穴多以脾经、胃经经穴为主，主穴为阴陵泉、三阴交、足三里、内庭、梁丘、公孙、丰隆、天枢、中脘、气海、水分。配穴：脾虚湿阻型配脾俞、胃俞等；胃肠实热型配合谷、上巨虚、曲池等；脾肾阳虚型配脾俞、肾俞、命门、关元等；气滞血瘀型配膻中、血海、太冲、神门等。

操作方法：令患者取仰卧位，穴位局部皮肤常规消毒，针用 30 号 2 ~ 3 寸毫针，常规刺法快速进针并得气，主穴接通 G6805-2 型电针治疗仪，施以疏密波，电流量以患者能耐受为度，每次留针为 30 分钟。前 10 天，每日 1 次，10 天后隔日治疗 1 次，1 个月为 1 个疗程。

(2) 耳针疗法：临床取穴多用神门、内分泌、交感、三焦、肺、胃等。脾虚湿阻型可配皮质下、脾、胰、胆；胃肠实热型可配上屏、下屏、缘中、大肠；脾肾阳虚型可配肾、膀胱、缘中、皮质下；气滞血瘀型可配心、肝、皮质下、内生殖器。

耳穴操作：耳廓部常规消毒，将贴有王不留行的医用胶布固定于相应耳穴上，每日于饭前 30 分钟按压 2 次，每次每穴按压 1 ~ 2 分钟，3 ~ 5 天更换耳穴 1 次，每次单侧取穴，双耳交替进行。

取三阴交、阴陵泉利水减肥，三阴交为肝、脾、肾三经交会穴，健脾利湿，调补肝肾，化脂降浊。针刺足三里、内庭穴既可以起到抑制患者食欲的作用，又可改善其胰岛素抵抗。丰隆为足阳明经的络穴，沟通脾胃两经，具有通腑化痰浊之功。中脘为胃的募穴，又为腑会，六腑皆禀于胃，与胃的下合穴足三里配伍有调理脾胃、抑制食欲、减弱胃肠蠕动作用。天枢属于胃经穴，又为大肠募穴，位于脐旁，内应肠腑，疏调肠腑，理气通便。气海为肓之原穴，益气固肾，理气消积。水分配丰隆分利水湿，蠲化痰浊。单纯性肥胖者多存在代谢紊乱，取耳穴内分泌点以调整内分泌；神门调节大脑皮层兴奋与抑制，从而调整脾胃功能；交感调节植物神经功能紊乱，抑制腺体分泌；三焦促进水液代谢。肥胖者多交感神经功能低下，迷走神经功能亢进，所以选用耳针神门、内分泌、皮质下、交感、三焦、肺、胃等，以改善交感神经的抑制和迷走神经的亢进状态，从而调整胃肠、内分泌及全身代谢功能，加强脂肪的分解，并且可增强肥胖患者下丘脑－垂体－甲状腺系统的功能，促进新陈代谢，从而食少，又无乏力、体倦，而获得减肥之效。

辨证施针……治疗单纯性肥胖

许慧艳等医师(辽宁中医药大学职业技术学院，邮编:110101)在临床针对单纯性肥胖，使用针灸方法辨证施针，在减轻体重的同时，调整脏腑功能，改善亚健康状态，取得满意的疗效。

【绝技妙法】

单纯性肥胖多为本虚标实之证，病初以实证为主，后期以虚证为主。本虚以气虚居多，兼有阴虚或阳虚；标实以实热、痰浊、水湿为主，兼有气滞血瘀。病位多在中焦脾胃，其次为肝肺肾，因此肥胖是由于多脏腑、多器官功能失调引起的一种综合性疾病。临床治疗时必须四诊合参，根据病因病机进行辨证施针，以调整脏腑功能，达到"阴平阳秘，精神乃治"的平衡状态，方能取得显著的疗效。

(1) 取穴

主穴：脐周8穴：中脘、阴交、水分、关元、天枢(双)、大横(双)。

辨证取穴：胃肠腑热型，曲池、梁丘、上巨虚、内庭；脾虚湿阻型，阴陵泉、太白、丰隆、三阴交；肝郁气滞型，肝俞、太冲、曲泉、期门；真元不足型，太溪、照海、肾俞、关元。

临证加减：多食善饥、口渴体穴加足三里、梁丘，耳穴加渴点、饥点；嗜睡体穴加气海，耳穴加丘脑；便秘体穴加曲池、支沟，耳穴加肺、直肠下段；多汗体穴加合谷、复溜，耳穴加交感；月经不调体穴加血海、三阴交，耳穴加内分泌；产后肥胖体穴加石门、曲泉，耳穴加内分泌；自幼肥胖体穴加肾俞、三阴交，耳穴加肾；下肢水肿体穴加水道，耳穴加三焦。

(2) 操作方法：皮肤常规消毒后取 30 号 1.5 ～ 2.0 寸毫针，快速进针得气后，虚则补之，实则泻之，每日 1 次或隔日 1 次，留针 30 分钟，15 次为 1 个疗程。耳穴取单侧或两耳交替使用，行王不留行贴压法，嘱患者于餐前和饥饿时按压耳穴 3 ～ 5 分钟，以耳部酸痛发热为宜，每 3 天换 1 次，5 次为 1 个疗程。

针刺减肥的关键是依据病因、病机辨证取穴，通过调整气血，使紊乱的物质、水、盐、能量的代谢重新恢复平衡。同时加强机体的新陈代谢，促进脂肪的分解，消耗积存的脂肪，从而维持人体正常的生理平衡。在消除肥胖患者临床症状、减轻体重的同时，患者的血脂等指标也同时下降，改善了亚健康状态，效果显著且无任何副作用，因此，针灸疗法更符合 21 世纪健康减肥的需要。

【验案赏析】

王某，女，38 岁。全身肥胖 6 年，身高 162cm，体重 84kg，BMI=32.4，腰围 109cm，臀围 76cm，为 Ⅱ 级肥胖。伴食欲亢进、口干、饮水不多、大便秘结、气短乏力、嗜睡，时有头晕，舌淡苔腻，脉沉滑，血清总胆固醇 6.1mmol/L、甘油三酯 1.74mmol/L。诊断为脾虚湿阻兼胃热型肥胖。体穴选脐周 8 穴阴陵泉、丰隆、上巨虚、足三里、内庭、曲池，耳穴选渴点、饥点、丘脑、三焦。经过 2 个疗程治疗后，体重下降 16.5kg，腰围由 109cm 减至 89cm，生化指标均降至正常范围内，伴随症状消失。半年后随访，病情稳定未反弹。

【按语】由于导致单纯性肥胖的原因是饮食不节和久坐不动，使脂肪在体内大量堆积。因此，制定合理的膳食结构，控制脂肪和碳水化合物的摄入量,参加一定量的体能锻炼,是增强治疗效果的必要手段,尤其是在体重恢复正常后,更应养成良好的饮食和生活习惯,以防止体重的反弹。

耳穴压丸体针······治疗单纯性肥胖

纪 彤等医师(甘肃中医学院,邮编:73000)用体针腧穴配合耳穴压丸疗法治疗单纯性肥胖症患者,取得满意疗效。

【绝技妙法】

单纯性肥胖是一种常见的代谢异常的疾病,其直接原因为"饮食不节"、入多于出,导致脂肪在体内堆积,钠水潴留。其内在因素多为脏腑功能失调。因此,临床上应用针刺减肥常取足阳明胃经、足太阴脾经、足太阳膀胱经、任脉等经之穴位,以健脾除湿、调和营卫、通利三焦,使水湿得以正常排泄,从而恢复正常的水液代谢功能及大肠传导功能而获得满意疗效。

(1) 体针主穴:大横、天枢、三阴交、足三里、曲池、关元、血海、阴陵泉。

加减:胃肠蕴热甚者加内庭、上巨虚;脾虚痰湿者加内关、水分、三阴交;脾肾气虚者加肺俞、脾俞、气海、太溪;肝郁气滞者加肝俞、合谷、太冲。男性腰围大于90cm、女性腰围大于80cm为腹性肥胖加中脘、气海、滑肉门、外陵、大巨;大腿肥胖加髀关、伏兔;小腿肥胖加阳陵泉、下巨虚。

操作方法:行提插捻转手法,留针30分钟,每日1次,10次为1个疗程。1个疗程后,休息10天后继续下一个疗程。

(2) 耳穴取饥点(外耳屏中点)、内分泌、脾、胃、三焦、神门,用王不留行贴敷上述耳穴,嘱患者每次进餐前半个小时自行按压各穴 30 次,左右轮换,隔日 1 次,10 次为 1 个疗程。同时配合饮食调理,适当控制甜食和油腻食物,并加强运动锻炼。

天枢、足三里等引胃经之气上达于脾,行枢纽之升降作用,配以丰隆使热者清之、湿者利之、滞者通之,清中有补、虚实皆宜;三阴交、阴陵泉、血海健脾利湿、分清泌浊、温运水湿;配以关元、肾俞、太溪等穴以补真元之气达减肥之效。耳针减肥以其简便、安全、效著为临床多用,耳穴主要取脾、胃、内分泌等穴,用之健脾清胃,使气机调畅、脾胃健运、水湿得以正常气化排泄,调节消化系统及内分泌功能,抑制食欲,促进排泄以获减肥之效。

【验案赏析】

张某,女性,41 岁。因体重持续增加伴口苦、胸闷 3 年,于 2004 年 9 月就诊。患者产后嗜食肥甘厚味,体重持续增加,查三酰甘油、胆固醇均高于正常,体重 69kg,腰围 76cm,身高 163cm,口服减肥药体重减轻不明显,故要求针刺减肥。遂用体针配合耳穴压丸,在上述耳穴基础上加用口、肺、降压沟,体针加用内关、膻中以宽胸理气和中,体针 1 日 1 次,耳针 1 周 3 次,两耳交替使用。2 个疗程后口苦、胸闷症状消失,饮食减少,查血压 130/91mmHg,体重 58kg,腰围 68cm。6 个月后随访未反弹。

针灸减肥的基本环节和用穴规则

王启才教授(南京中医药大学,邮编:210029)通过多年的临床实践,归纳出针灸减肥的 5 个基本环节:发汗、祛湿、化痰、利尿、通便,现将每个环节及其用穴规则介绍如下。

【绝技妙法】

(1) 发汗：针对肺失宣降、表实无汗者制定的法则，通过发汗解表法使体内瘀积的水湿得以宣泄，而起到减肥的作用。

主要选穴：尺泽、合谷、偏历、阴郄、大椎、后溪、复溜、肺俞。

(2) 祛湿：针对脾阳不足、水湿不运者制定的法则，通过健运脾阳、促进气化，使体内瘀积的水湿得以化除而起到减肥的作用。

主要选穴：水分、水道、脾俞、三焦俞、阳池、委阳、商丘、三阴交、阴陵泉。

(3) 化痰：针对脾虚不能运化水湿、聚而生痰者制定的法则，通过健脾除湿、化痰通络，使体内的痰湿浊脂得以消除，从而起到减肥的作用。

主要选穴：天突、中脘、肺俞、脾俞、内关、丰隆、足三里。

(4) 利尿：针对肺肾气虚或脾肾阳虚而不能正常排出小便、身肿肥胖者制定的法则，通过温补脾肾之阳、补益肺肾之气使尿液能顺利排出，从而起到减肥的作用。

主要选穴：中极、关元、气海、水分、利尿(脐下2.5寸)、水道、肾俞、膀胱俞、列缺、三阴交、阴陵泉、委阳、照海、太溪、复溜、阴谷。

(5) 通便：针对胃肠实热或气阴两虚不能正常排出大便、身重肥胖者制定的法则，通过清泻胃肠实热、滋养肾阴、润肠通便使大便能正常排出，从而起到轻身减肥的作用。

主要选穴：关元、中脘、梁门、天枢、大横、大肠俞、小肠俞、合谷、曲池、支沟、尺泽、孔最、鱼际、足三里、上巨虚、下巨虚、丰隆、内庭。

针灸……治疗脾肾阳虚型肥胖

马小平医师(南京医学院第一附属医院,邮编:210029)采用针灸治疗脾肾阳虚型肥胖患者,脾肾阳虚型肥胖患者有不同程度的肾功能损害,针灸不仅能减肥退肿,而且还对肾功能和水盐代谢具有良性调整作用。

【绝技妙法】

脾肾阳虚型肥胖患者证见胸闷腹胀,倦怠乏力,腰痛酸重,尿少肢浮,下肢胫骨前按之凹陷,舌淡苔白滑,脉濡缓或沉细。治拟温肾健脾,化气行湿。

辨证取穴:体穴取脾俞、肾俞、水分、关元、阴陵泉、三阴交等穴;耳穴取脾、肾、三焦、内分泌等。

配穴:大便溏薄体穴加天枢、足三里,耳穴加肺、大肠;嗜睡体穴加申脉、照海,耳穴加皮质下、神门;月经不调体穴加地机、血海,耳穴加肾、内分泌。

针灸方法:本证属本虚标实之证,阳虚是本,痰滞水留为标,故针灸方法宜补泻并用,针后加灸,隔日1次,每次留针20～30分钟,12次为1疗程。耳针埋藏王不留行籽或掀针,嘱病人每日自行按压4～5次,每次1分钟左右,3～4天更换1次,两耳交替进行。

脾肾阳虚型肥胖患者虽属虚证范畴,但仍有标实的一面,治疗当以补肾健脾、益气壮阳为主,兼顾化痰利湿,脾健则运化正常,肾充则气化有度,湿去痰化则肿消肥减,取穴当首选脾经和肾经的穴位为主以调补二脏之气,同时,注意兼调胃和三焦功能结合温灸以暖中、气化三焦。在治疗过程中,分别检测针灸前后患者的血尿肌酐、血清尿素氮以及血清钾钠离子的浓度,提示本疗法不仅能促进脂肪的分解，而且还可对肾功能和水盐代谢产生良性调整作用，从而改善肥胖患者的各系统功能。

三管齐下······治疗单纯性肥胖

戴居云等医师（上海中医药大学气功研究所医疗门诊部，邮编:200020）运用中医辨证针灸治疗单纯性肥胖，效果理想。

【绝技妙法】

临床上95%的肥胖者属于单纯性肥胖，根据其不同特征又可分为两种：体质性肥胖（与遗传有关）、获得性肥胖（属外源性，与营养有关）。针灸减肥能取得好的疗效主要是治疗单纯性肥胖中的获得性肥胖，对于继发性肥胖与单纯性肥胖中的体质性肥胖治疗效果相对较差。因此，临证时需要分清患者是单纯性肥胖还是继发性肥胖，了解是属于单纯性肥胖中的哪一种类型，是体质性肥胖还是获得性肥胖，然后进行中医辨证、针灸治疗。临床上有约5%的肥胖患者属继发性肥胖，即继发于其他疾病，如因中枢神经系统或内分泌系统病变等而引起，又称为"病理性肥胖"等。这类肥胖如不针对病因解决问题，单纯用针灸来减肥是没有效果的。所以，针灸减肥必须选择适应人群。正确选择减肥对象及辨证治疗是提高疗效的关键。

针灸减肥的基本原则是针灸治疗＋低脂饮食＋适当运动，三管齐下，协调配合。提倡少食多餐配合适当运动，不过分控制饮食，特别不主张采取饥饿疗法；提倡耐力和持久锻炼，可以用经络减肥、气功锻炼与慢跑快走交替进行，睡前作20分钟左右经络减肥气功，对减少腹部脂肪及通便都很有好处。

治疗方法：毫针针刺、针刺加耳贴、针刺加拔罐、针刺加离子导入、电针比较治疗；治疗观察 15 次为 1 个疗程，一般需要 30 ~ 35 日，隔日治疗 1 次，每次 25 ~ 30 分钟。

穴位选择：主穴选足三里和天枢；耳穴取饥点、胃。

配穴：脾虚湿阻型加中脘、阴陵泉、丰隆、气海，耳穴选用脾、三焦穴；胃热湿阻型加曲池、上巨虚、合谷、支沟，耳穴选用三焦、大肠穴；肝郁气滞型加太冲、肝俞；耳穴选用肝、神门穴；脾肾两虚型加脾俞、肾俞、命门，耳穴选用肾、脾穴；阴虚内热型加水道、三阴交，耳穴选用内分泌、神门穴。

针灸减肥既能降脂减重，又能改善体形，还可以美容防衰。有一部分病人通过针灸治疗后，面部色素沉着明显减少或消失，皮肤光洁柔润。说明通过刺激穴位、疏通经络、调和气血、协调脏腑、平衡阴阳，使颜面五官气血通畅，面部皮脂腺分泌功能协调，能减少皮肤皱纹和颜面色素沉着，达到养颜美容、延缓衰老的目的。

【验案赏析】

患者，女，46 岁，身高 164cm，原体重 78kg，腰围 93cm，脂肪百分率为 36%，有高血压，一般为 160/90mmHg，轻度脂肪肝。经 1 个疗程 (35 日) 针灸加离子导入治疗后，体重减至 69kg，腰围减至 79cm，脂肪百分率为 25.5%，血压稳定在 140/86mmHg 左右，精神焕发。随访 1 年无反弹。

三、埋线治疗肥胖

针罐埋线……治疗胃肠实热型单纯性肥胖

施茵等医师(上海市针灸经络研究所,邮编:200030)在针灸减肥临床中,针对单纯性肥胖病的各种证型采用不同针灸方法施治,均取得了较好的临床疗效。现将其针刺、走罐、穴位埋线并用治疗胃肠实热型单纯性肥胖症的临床经验介绍如下。

【绝技妙法】

按中医辨证,单纯性肥胖症中属于胃肠实热型者最为常见。患者素体阳盛,贪食辛辣油腻厚味,过食或饮食不节,积滞为热,故多见消谷善饥、口渴喜饮;实热积于胃肠,腑气不通,耗伤津液,津失输布,不能下润大肠,导致大便秘结;胃肠腑热,运化失司,湿热蕴结,可见舌红苔黄腻,脉弦滑数。因此,消谷善饥、便秘、溲赤等胃肠实热症状是此类患者的主要症状,治法上当以调肠和胃、通腑导滞、清热理气、推陈致新为大法,取穴则多从手足阳明经穴或腑之下合穴考虑。

(1)电针

取穴:主穴取中脘、下脘、气海、中极、天枢、大横、梁门、滑肉门、水道、曲池、支沟、合谷、梁丘、足三里、上巨虚、丰隆、三阴交、公孙、内庭。

配穴:月经不调加三阴交、归来、血海、地机、次髎;自幼肥胖加肾俞、太溪、然谷；局部肥胖视脂肪厚度，相应选取 3～4 个刺激点。

操作方法：用直径 0.30mm、长 40～75mm 毫针，快速进针至相应深度，针刺得气后，用泻法反复轻插重提，大幅度快频率捻转，使患者产生强烈针感，然后接 G6805 型电针仪，接 4 组线，任取 2 对主穴、2 对配穴，连续波，频率 2Hz，强度以患者耐受最大值为度。其他穴位每隔 10 分钟行针 1 次，留针 30 分钟。前 3 日每日 1 次，后为隔日 1 次，15 次为 1 疗程。女性经期暂停治疗，治疗 1 个疗程。

(2) 走罐

取穴：腹部任脉、脾胃经脉；背腰部督脉、足太阳膀胱经脉。

操作方法：每次于针刺起针后视患者肥胖程度选中号或大号火罐，在罐口和走罐部位分别涂上适量刮痧油，用闪火法将罐迅速吸附于体表，注意火罐不宜太紧，然后以手握罐底稍倾斜，即后半部着力、前半部略提起，沿着腹部任脉、脾胃经脉或背腰部督脉、足太阳膀胱经脉缓缓推动，在皮肤表面上、下、左、右来回推拉移动数次，至皮肤潮红即可起罐。疗程同针刺，每次轮取腹部和背腰部经脉走罐。

(3) 穴位埋线

取穴：食欲亢进者取中脘、梁门、梁丘、足三里、公孙、肺俞、胃俞等；大便秘结者取曲池、支沟、天枢、腹结、上巨虚、丰隆、肺俞、大肠俞等；面部痤疮者取曲池、天枢、气海、血海、足三里、三阴交、大椎、灵台、肺俞、膈俞、肾俞等。

操作方法：将 2 号羊肠线剪短至 1～3cm 不等长度备用，每次按穴区组织厚薄选取相应长短的羊肠线一段，穿入特制埋线针中。局部严格消毒，根据主症取 3～4 对穴位进行埋线。操作时先速刺穴位得气后，用针芯将羊肠线推至穴内，然后快速拔针并查看针孔处无暴露羊肠线后，用创可贴贴护针孔。1 个疗程埋线 3 次，即第

1次埋线为连续针刺3次后，间隔15日后埋第2次，针刺15次于疗程结束时埋第3次，每次取穴均应不同于上次选穴，选穴可同取双侧或左右交替取穴。

注意事项：两组病人在治疗期间不要求刻意节食，但宜饮食清淡、合理和规律，如多食蛋白质类、纤维素类食物和蔬菜、水果，必须严格控制糖、脂肪、酒类的摄入；另外，可根据个人情况配合每天慢跑或快走1小时。

取脾、胃、大肠经及任脉经穴组方配穴，以奏健脾化痰、清胃理气、通腑导滞之效，针灸处方中合谷、曲池、支沟、内庭清胃火，通腑气；水道、丰隆健脾布津，化痰导滞；天枢、大横、上巨虚疏调肠腑，理气通便；中脘、下脘、气海、中极调理中焦，行气活血，化湿导滞；足三里、三阴交健运脾胃，化痰理气，通腑祛湿；腹结通腑化浊，消积导滞；公孙、梁丘清胃热，化痰湿，且抑制亢进的胃肠道消化吸收功能。阿是穴为膏脂堆积肥厚之处，局部取穴可疏通经气，消肥散积。本法是一种较为理想的治疗胃肠实热型单纯性肥胖症的方法。

辨证取穴埋线······治疗单纯性肥胖

李　健等医师（无锡市中医院，邮编:214001）采用辨证取穴埋线治疗单纯性肥胖，取得满意疗效。

【绝技妙法】

穴位埋线作为一种复合性治疗方法，除了具有腧穴的治疗作用外，还具有其本身的优势。

首先，埋线方法对人体的刺激强度随着时间而发生变化。初期刺激强，可以抑制脏腑阴阳的偏亢部分，后期刺激弱，又可以补益脏腑阴阳之不足。这种刚柔相济的刺激过程，可以从整体上对脏腑进行调节，使之达到"阴平阳秘"的状态。

其次，埋线疗法利用其特殊的针具与所埋之羊肠线，产生了较一般针刺方法更为强烈的针刺效应。本研究中，穴位埋线和体针针刺疗法对单纯性肥胖均有很好的疗效，都能使亢盛的食欲下降，能使便秘等兼症得到不同程度的改善，但在减小体围、减少脂肪含量、提高基础代谢方面，穴位埋线组的疗效优于体针针刺疗法，这就是穴位埋线本身最大的优势。

辨证取穴：

胃肠实热型：中脘、天枢、大横、上巨虚、下巨虚、丰隆、曲池、胃俞、足三里。

脾虚湿阻型：中脘、脾俞、足三里、阴陵泉、三阴交、气海俞、关元俞。

肝气郁结型：肝俞、期门、支沟、胆俞、阴陵泉、血海。

操作方法：选择好拟埋线穴位(龙胆紫标记)，用75%酒精常规消毒皮肤后，将一次性埋线针具的针芯向后拉约2cm，钳取一段医用可吸收羊肠线放置在埋线针管的前端。左手绷紧进针部位皮肤，右手持针刺入到所需深度。当出现针感后，边推针芯，边退针管，将线体埋在穴位的肌肉层和脂肪层之间。出针后，针孔处敷医用敷贴。每次选取 6 ~ 8 个穴位埋线，2 周 1 次，6 周为 1 疗程，共治疗 3 个疗程。

同时患者均限制高糖、高脂饮食，3 餐规律，并适当运动。

观察结果提示：①穴位埋线对局部肥胖的疗效要优于体针针刺。②穴位埋线可以明显减少肥胖患者的脂肪含量，而不是水分。这也证明了体重不是衡量减肥的惟一指标，一部分人的体围减少了很多，体重下降却不是很明显，也正是这个原因。

穴位埋线配合合理饮食……治疗肥胖

王素玲医师(河南省安阳市第二人民医院,邮编:455000)应用穴位埋线配合合理饮食,治疗单纯性肥胖收到了较好疗效。

【绝技妙法】

中医认为,饮食不节是形成肥胖的重要原因。饮食入胃,必须靠脾胃的正常功能才能转化为气血为人吸收,若脾胃虚弱则运化失职,水谷肥甘之物无以化生气血津液,转化为脂膏,痰浊积聚体内导致体态肥胖,故治疗时以调理脾胃、升清降浊为大法。

治疗方法:

选穴:中脘、上脘、天枢、气海、脾俞、胃俞。

操作方法:将消毒好的羊肠线剪取1cm备用。再将所选穴位常规消毒,铺无菌小洞巾,在选定穴位处常规消毒后用2%利多卡因作局麻,镊取一段约1cm长的羊肠线放置在穿刺针的前端,后接针芯,左手拇食指绷紧进针部位皮肤,右手持针,刺入到穴位后边推针芯,边退针管,放松皮肤轻擦局部,使肠线完全埋入穴位,针孔处用消毒棉签蘸安尔碘按压片刻,敷盖纱布3～5天。2周后再做1次,5次为1疗程。

注意:操作当天防止针口感染。

饮食要求:治疗期间调整饮食结构,食品要坚持三低一高,即:低热量、低脂肪、低碳水化合物、高蛋白质,限制摄入过多的脂肪和糖类,宜多食新鲜蔬菜、乳制品、蛋类、高蛋白质等食物。

取穴中脘、上脘、脾俞、胃俞等穴均为调理脾胃之穴,且埋线起到长期刺激穴位的作用,使患者食欲减退,少有饥饿感,配合食疗能起减肥之功效。

【验案赏析】

张某,女,39岁。患者身高160cm,体重70kg,患者形体肥胖,多食易饥,大便秘结,舌红,苔薄黄,曾采用药物疗法未见效。经埋针3次后,体重下降7kg,便秘症状明显改善。治疗5次后,体重降至60kg,大便通畅。随访2年,体重无反弹。

穴位埋线结合中胚层疗法……治疗单纯性肥胖

刘 宁等医师(成都中医药大学美容医学教研室,邮编:610075)应用穴位埋线结合中胚层疗法治疗单纯性肥胖,效果满意。

【绝技妙法】

中医穴位埋线法注重经络的走行及穴位定位,但中胚层疗法并不要求按经络走行及穴位定位,而是根据患者具体情况将治疗药物埋入中胚层。在临床实践中逐步探索出将中医穴位埋线与中胚层疗法相结合,将结合后的优势运用于传统穴位疗法的辨证治疗理论,将蛋白线置入中胚层。此法以祖国医学理论为基础,针灸学理论为指导,源于针刺疗法却针线并用,使线埋置于穴位内,起到长期刺激穴位,使疾病得以治愈。

辨证选穴,就像辨证论治选用中药一样,每个不同的病证从中医的角度来看,其体质因素及致病因素均可能不同,故要辨证求因,审因论治。对同一病证选穴不同。

治疗方法:根据辨证分型与论治原则,将单纯性肥胖分为5型,每型治疗两组穴位。

(1) 胃肠实热型：治宜清胃泻热。Ⅰ组：胃俞、天枢、内庭、曲池、中脘、丰隆；Ⅱ组：梁门、上巨虚、下巨虚、小肠俞、大肠俞、关元。

(2) 肝郁气滞型：治宜疏肝解郁。Ⅰ组：太冲、期门、支沟、血海、阳陵泉、肝俞；Ⅱ组：公孙、行间、膻中、曲泉、三阴交、膈俞、肾俞。

(3) 脾虚湿阻型：治宜健脾化湿。Ⅰ组：太白、丰隆、足三里、阴陵泉、三阴交、脾俞；Ⅱ组：中脘、水分、足临泣、百会、天枢、胃俞。

(4) 脾肾阳虚型：治宜补肾健脾益气。Ⅰ组：脾俞、三阴交、气海、太溪、足三里、阴陵泉；Ⅱ组：肾俞、命门、关元、天枢、百会、水分。

(5) 阴虚内热型：治宜滋补肝肾。Ⅰ组：肝俞、阴陵泉、太溪、天枢、三阴交；Ⅱ组：肾俞、内庭，足三里、阳陵泉、关元。

操作方法：特制的一次性消毒埋线针（根据线的粗细分别采用9、10 号针头），将经过中药浸泡或磁化的蛋白线剪成 0.8 ~ 1.2cm，浸泡于 75% 乙醇内备用。患者仰卧位或俯卧位，根据不同的分型选定不同的穴位。甲紫标记穴位，消毒后将适当长度的蛋白线放入针头内，将针刺入特定穴位，根据部位不同刺入中胚层的不同深度。同时，待患者局部有酸、胀、麻感后推入线体出针。压迫止血后外用创可贴。

疗程：两组穴位交替进行，15 天 1 次，3 次为 1 个疗程，为埋线治疗期；1 ~ 2 个月埋线 1 次，3 次为 1 个疗程，为埋线巩固期。

穴位埋线的注意事项：

①必须严格无菌操作，防止感染发生。

②埋线当天局部禁沾水。载体蛋白线不宜埋于脂肪组织中，以防脂肪液化。

③线头不可暴露在皮肤外面，以防感染。

④不同部位埋线深度和角度不同，要避免伤及内脏、脊髓、大血管和神经干。

⑤在一个穴位上做多次埋线时，应避开前次治疗的部位，以免穴位疲劳，影响效果。

⑥埋线后局部穴位可出现酸、胀、麻感，常持续 2 ~ 5 天。

在埋线的整个操作过程中，集合了针刺疗法、刺血疗法、组织疗法及埋线效应等，将多种效应集中于埋线这一种独特的方法，显示了其独特的治疗作用及效果。

微创埋线……治疗单纯性肥胖

郭　霞医师 (山西省中医院，邮编 :030012) 采用微创埋线治疗单纯性肥胖，取得满意疗效。

【绝技妙法】

单纯性肥胖的病因和发病机制目前尚不清楚，现在一般认为与遗传因素、精神神经因素、内分泌因素和生活方式及饮食习惯有关。西医治疗肥胖短期内疗效显著，但安全性低，副作用大，容易反弹。祖国医学认为，脾胃亢盛，多饮多食，致气血有余，化生膏脂输布全身致肥胖；或因脾肾气虚，真元不足，运化无力，膏脂内生，水湿停蓄引起本病。

治疗方法 : 根据辨证分型取穴治疗。

(1) 脾胃实热 : 取脾俞、胃俞、中脘、天枢、支沟、曲池、梁丘、内庭。

(2) 脾虚湿阻 : 取脾俞、中脘、丰隆、足三里、阴陵泉、三阴交。

(3) 脾肾阳虚 : 取脾俞、肾俞、中极、关元、气海、足三里、三阴交。

(4) 脾胃气虚 : 取脾俞、胃俞、中脘、气海、足三里、公孙。

操作方法 : 局部常规消毒，使用一次性埋线针进针得气后，边推针芯边退针管，将羊肠线推至穴位内，然后快速拔针并查看针孔处无暴露羊肠线后敷医用胶贴。根据患者体质每次选 5 ~ 10 穴，不宜超过 10 穴，15 天 1 次，3 次为 1 个疗程，间隔 7 天后再行第 2 个疗程。

　　由于多数患者肥胖的形成是一个长期的过程，因此减肥亦不应强求速效，要树立信心，在埋线减肥的同时安排科学合理的饮食并适当运动，则疗效更显著。根据中医辨证分型，采用一次性微创埋线技术将医用羊肠线植入特定穴位内，通过羊肠线长期刺激经穴而减肥，其机理是对神经系统、内分泌、消化系统及能量、脂肪、糖、活性物质代谢起调整作用，即对肥胖者的全身功能进行调整。一方面抑制肥胖者亢进的食欲和胃肠消化吸收功能，从而减少能量的摄入；另一方面刺激患者迟钝的自律神经，使其功能活跃，增加能量消耗，促进体内脂肪的分解，达到减肥的目的。

　　微创埋线减肥最大的优点是使用一次性针具，避免交叉感染，无须麻醉和切口，简便易行，无任何副作用；羊肠线 24 小时不间断地刺激穴位，对穴位产生持续有效的刺激，作用持久，不易反弹，弥补了针灸减肥时间短、次数多、疗效不持久的缺点，且 15 天 1 次，免去患者每天针灸的麻烦和痛苦，使繁忙的现代人更易于接受。

四、耳穴治疗肥胖

王不留行压耳穴配合中药减肥

朱中健等医师(沈阳军区军医学校,邮编:116013)运用王不留行压耳穴配合中药减肥诊治了 5500 余例患者,临床疗效明显。

【绝技妙法】

选穴:以饥点、零点为主穴,其他配穴则辨证取神门、肺等穴。

消毒:王不留行以 75% 乙醇液浸泡 20 分钟,然后晾干,放入清洁平皿内备用。

操作方法:在约 0.8cm 的医用胶布中心处,置一粒王不留行,耳部以酒精棉球擦拭,用 WQ-10 C 多用电子穴位测定治疗仪探测好耳穴后,再准确地将上述小块粘豆胶布贴到所取的耳穴上,并嘱患者于每顿饭前 30 分钟每个穴位按压 100 次以有痛感为度。3 ~ 4 天左、右耳分别更换 1 次,10 次为 1 疗程。

患者还酌情配合服用"消胖美"(以柴胡、猪苓等为主的中药)及"减肥Ⅱ号"(以大黄、荆芥为主的中药),均于饭前半小时服用。

男性患者减肥以王不留行压耳穴配合服用"消胖美"效果好,且在减肥过程中体重是逐渐下降的,其间波动较少。

女性患者减肥以王不留行压耳穴配合服用"减肥Ⅱ号"效果较好,但由于月经来潮前身体需水量增加,使体重上升 2.5kg 左右,往往使患者误认为无效或反复太大以至信心不足，而中断者甚多，所以对女性患者应询间其月经周期，并予解释，鼓励坚持治疗。

【验案赏析】

案1：曹某，男性，23岁，病案号:3363。大连海运学院工人。1987年8月6日就诊，当时体重117.5kg，经用王不留行压耳穴配合服用"消胖美"治疗7个疗程，体重下降至75.5kg，共减轻42kg。

案2：曹某，女性，20岁，病案号:993。待业青年。1986年11月21日就诊，当时体重97kg，经用王不留行压耳穴配合服用"减肥Ⅱ号"，治疗7个疗程，体重降至74kg，共减轻23kg。

耳针⋯⋯治疗肥胖症

王耀斌等医师(辽宁中医学院，邮编:110032)采用耳针治疗肥胖症，效果满意。

【绝技妙法】

肥胖可分为单纯性和神经－内分泌或代谢失常性。营养过盛性肥胖多包括在单纯性肥胖之中。肥胖症的主要病理机制是机体某部脂肪组织过度发达，肌细胞萎缩，肌张力减退，耳针后可能加强了脂肪细胞的分解，如能配合适当的身体主动运动，可使肌细胞增生，张力增强，其减肥效应也明显增加。睡眠多者可加重肥胖和影响减肥效应。

治疗取穴：神门、脾、胃、内分泌为主穴；辅穴取交感、肺、三焦、饥点、渴点。

操作方法：选好穴位，局部消毒，耳针刺入，胶布固定。每次选2个主穴、2～3个辅穴，嘱患者每天自行按压3～5次，每次按压

2～3 下,隔 4 天换针 1 次,两耳交替进行,10 次为 1 疗程。每次换针前,测量体重,并作记录。

耳针减肥的效果比较明显。在有效因素分析中发现,性别、年龄、病程及是否有其他合并病证与疗效关系不甚密切,而穴位的选择(注意选择耳部有反映如压痛或电位变化等)似乎与疗效关系密切。

人丹压贴耳穴减肥

吴炳煌等医师(福建中医学院,邮编:350108)应用耳针减肥,先后为单纯性肥胖患者进行较系统临床观察,取得满意效果。

【绝技妙法】

吴炳煌等医师采用耳廓的甲状腺点为主穴,配肺、脾、肾区的相应敏感点,以针刺及人丹穴位压贴方法,治疗单纯性肥胖患者,在对患者的饮食不加特殊节制,及不增加运动量情况下,经过 2 个治疗周期的临床观察,取得了较满意效果,总有效率为 67.1%。

主穴:取耳穴甲状腺点〔在屏轮切迹上,对耳轮颈段内侧面相应敏感点),配以肺、肾区(以右耳为主)相应敏感点,脾区(以左耳为主)相应敏感点。每次针 3 侧耳廓,双耳交替选用。

操作方法:行针前先按揉耳廓,使耳廓充血潮红,患者感到耳部温热。继而用电测器或探针在上述区域内找出相应敏感点,作为治疗穴。以 3% 碘酒精消毒,用 28 号、0.5 寸耳针对准穴位快速捻刺入穴,至病人感到局部胀痛为宜。其中甲状腺点及脾穴用双针刺激。

留针在 1 小时以上,约每隔 10 分钟加强刺激 1 次,留针期间病人可自由活动。有条件的病人可延长留针时间,适时自行取出,效果更好。

每日 1 次,5 次为 1 疗程,疗程间休息 2 天,1 个疗程为 1 个治疗周期。对效果明显者,按以上各穴,改用人丹压贴,嘱患者每日自行按压 3 次,每次约 5 分钟,达到类似针刺所出现局部胀痛为度,保留 5～6 天取下,每次取一侧耳廓,双耳交替选取。若经第 1 周期治疗效果不明显者,加用三焦区内敏感点,用针刺至体重下降在3kg 以上时,再改用人丹穴位压贴,方法同上。

耳为"宗脉之所聚",故取耳廓肺、脾、肾三穴相应敏感点,以针刺或人丹施予良性、有效而持久刺激,而达到健脾、利湿、祛痰、消脂作用。故病人经治疗之后,均有小便量增多的现象。选用以甲状腺点为治疗主穴,激发甲状腺素分泌,提高体内基础代谢,使蛋白和脂肪分解大于合成。部分病人加用三焦,主要针对有神经内分泌障碍的早期症状,如下肢轻度水肿,故刺激三焦敏感点,能促使体内水液代谢,以加强机体排泄功能,从而达到消脂、利水作用。

【验案赏析】

玛利沙,38 岁,女,已婚,银行职员,津巴布韦人。生育 2 男 1 女,月经正常,1986 年 8 月 12 日初诊。身高 168cm,体重 105.7kg,腹围103.2cm。诊断;单纯性肥胖症。

按上法,经过第 1 周期治疗,体重下降 8.2kg。再以人丹压贴耳穴治疗 1 个周期,体重继续下降 5.6kg。治疗前后共减重 13.8kg,腹围缩少 5.8cm。随访 2 年,体重保持在 90～94kg。

耳穴埋针减肥

张淑华医师 (浙江中医学院附院,邮编:310006) 对不同肤色患者采用耳针加王不留行籽贴敷治疗肥胖,收到一定的效果。

【绝技妙法】

治疗方法：取耳穴：内分泌、肺、脾、神门。女性加卵巢，每次用一侧耳穴，5 天后调对侧同样耳穴，反复交替，一般每次用掀针2 穴，王不留行籽 2～3 穴，胶布固定。嘱患者在每次饭前自行按压所贴各穴处，至自觉耳廓有热感为度，7 次为 1 疗程。

治疗期间嘱病人少吃甜食及高脂食品，轻壮年患者每日早晨自行锻炼，治疗 1 疗程后体重有所减轻而未达正常标准者，可休息 2 周后继续第 2 个疗程，如 2 个疗程后体重无变化或变化不超过 2kg 者为无效，不须再继续治疗。

耳穴埋针减肥在临床上有一定的效果，其中女性优于男性，而女性多因产后或月经紊乱所引起，属内分泌失调，故取用内分泌、卵巢，以调节内分泌，配肺、脾以行气健脾、利湿，水湿得以清利，则肌腠致密，体重减轻而体质增强。

张淑华医师认为不同肤色的人种的体形有不同的特点，黑人体形普遍较壮实，特别是女性腰臀部肌肉更为发达，国内计算肥胖标准方法是否适用于其他人种上，值得探讨。

对有家族性的肥胖者很少有效，认为家族性的肥胖属体态不属病态，故治疗效果差。要想得到满意的效果，必须治疗、锻炼、节食三方面同时进行。

【验案赏析】

患者爱丽娜，女性，32 岁，白人。1988 年 12 月初诊。治疗前体重 76kg，身高 1.58m，患者自诉年轻时体态匀称，体重 50kg 左右，4 年前因产后体重明显增加。2 年前生第 2 胎后体重又增加为 76kg，来内科门诊，要求检查治疗。经内科检查未见异常而转针灸科治疗，按上法治疗 1 个疗程后体重下降至 72kg，休息 10 天后开始第 2 个疗程,体重继续下降。前后共治疗4个疗程,体重降为60kg而停止治疗。1年后随访体重未见增加,身体健康。

耳穴按压法减肥

吕明庄等医师(贵阳医学院附属医院,邮编:550004)对单纯性肥胖症采用耳穴按压疗法进行治疗,收到满意的效果。

【绝技妙法】

治疗方法:常规消毒耳部,用7mm×7mm胶布一小块,中间粘2粒王不留行籽,对准穴位,用食、拇指循耳前后按压至酸沉麻木或疼痛为得气,每穴留置2~3天,至下次治疗时更换药子,再行选穴治疗,10次为1疗程。

取穴:在耳部的内分泌;脑、肺、胃、口、饥点、零点等穴位寻找敏感点,然后再在敏感点上贴上有王不留行的胶布,根据肥胖的年龄、症状、肥胖程度进行辨证取穴、随症加减。

耳穴按压法是减轻和控制体重安全而有效的方法,无副作用,病人容易接受。同时,除减肥外,还能调整机体的某些功能失调,如调整睡眠、调节心律、调节二便,治愈了多年的头痛症。

【验案赏析】

案1:夏某,女,31岁,汉族,已婚,1986年3月15日初诊,门诊号0007。已肥胖5年,每日进餐约0.5kg,喜肥甘,大便3~4日1次。身高158cm,体重69kg,血压124/70mmHg。标准体重应为50.4kg,超重15kg,诊为单纯性肥胖。经2次治疗后体重下降2.5kg,自述食量自然下降,大便次数增加。经20次(2个疗程)治疗后,体重减轻11.5kg,大便每日1次。

案 2: 田某,男,62 岁,汉族,已婚。1986 年 4 月 10 日初诊,门诊号 0038。已肥胖 30 多年,喜食肥肉。身高 170cm,体重 91.5kg。标准体重应为 60.5kg,超重 26.5kg,诊为单纯性肥胖。经 15 次治疗后,减重 6kg,降为 85.5kg。

中药耳穴埋压法……治疗单纯性肥胖

白华医师 (亳州职业技术学院,邮编 :236800) 采用中药耳穴埋压法治疗单纯性肥胖,疗效显著。

【 绝技妙法 】

单纯性肥胖病因是多方面的,如遗传因素、神经精神因素、内分泌因素、饮食习惯等。近年来许多研究表明,肥胖起源于能量摄取和消耗之间的不平衡。中医学认为五脏六腑、皮肤九窍、四肢百骸等部位通过经络与耳廓密切联系,故有“耳者,宗脉之所聚也”。中药耳穴埋压旨在宣畅经络,疏通气血,宣肺化浊,利湿降脂,通过调理达到由内至外、标本兼治的效果。

现代医学研究也认为,中药耳穴埋压法治疗单纯性肥胖有效性既有生理因素,又有心理因素。耳部的神经血管丰富,特别是耳甲腔的三角窝内。刺激该处的神经有调整机体代谢平衡失调的作用,尤其是刺激迷走神经,可影响胰岛素水平,抑制食欲以达减肥的目的。

治疗方法 :

(1) 选穴 : 根据病人的临床特点选择最适合的穴位,每次 3 ~ 4 个。常用穴位有口 (耳轮脚下方前 1/3 处)、胃 (耳轮脚消失处)、三焦 (耳门后下方,肺与内分泌穴间)、内分泌 (耳甲腔的后上部)、饥点 (耳屏处侧面中央) 等。

临证加减：如肠燥便秘者加肺(心、气管区周围处)、大肠(耳甲艇内耳轮脚上方前部)；自动发胖者加肾(对耳轮下脚下方处)；月经不调者加卵巢(耳屏内侧前下方,位于脑区一部)等。

(2)操作：选准穴位,消毒后,用胶布将王不留行籽或莱菔子贴敷于穴位上,用食指捻压至酸麻沉或疼痛后为得气即可。于餐前0.5小时,两餐之间、晨前、睡前时用指按压至得气,每周换1次,两耳同时使用或两耳交替使用。

疗程：5次为1疗程,一般需治疗1～3个疗程。

中药耳穴埋压法操作简便,安全可靠,无毒副作用,患者痛苦小,属于自然疗法,很适合在学校推广使用。白华医师在治疗中体会到,治疗期间如配以合理饮食、适当运动,会使效果更明显。

耳穴贴压并中药针灸减肥

郭 红医师(郑州金水中医院,邮编:450003))运用针灸配合中药为患者减肥,效果良好。

【绝技妙法】

单纯性肥胖患者中,最多见者为阳盛体质,贪食辛辣、油腻厚味,且平时又缺少锻炼,活动太少。据辨证,此乃肠胃积滞为热,故身体肥胖,兼见口干喜饮,畏热多汗,急躁易怒,大便秘结,小便黄短,舌质红,苔黄腻,脉滑数。对于这类患者的治疗关键是清胃肠之实热,以及控制饮食。

耳穴贴压的治疗方法：

(1)体针主穴：取天枢、大横、梁丘、足三里。

配穴：若便秘加支沟；食欲旺盛加内庭及上、下巨墟；月经不调加三阴交、血海；嗜睡加关元、太溪、气海。主穴并加电针。

疗程：隔日 1 次，每次 30 分钟,20 次为 1 疗程。

(2) 耳穴：取内分泌、胃、饥点、食道、肺、腹。

操作：先用耳穴探测仪或针尾在以上相应区域找敏感点，用磁珠放在敏感点，然后用胶布贴压，每日按压，以饭前 15 分钟以及饥饿时按压为主，两耳每 5 日交换 1 次，每 1 疗程共贴压 4 次。

【常用方药】

以单味中药大黄粉碎装胶囊，粒重 0.5g,治疗期间每天早、晚饭后各服 4 粒。

以上治疗，取天枢、梁丘以疏导阳明经气，通调肠胃，使其有利于吸收及排泄；足三里是阳明经合穴，能清胃肠腑热，现已证明该穴可促进机体对沉积脂质的吸收；大横属足太阴脾经，可调理肠胃，畅通腑气；支沟能理气清热，降逆通便，故腑气不通时宜加用之；内庭及上、下巨虚都能清胃火以缓解消谷善饥之状；三阴交、血海为足太阴脾经穴，是妇科调经要穴，因此月经不调时宜用之。

单纯性肥胖因长期胃火过旺，壮火食气，可使脾肾阳伤，阴阳失调，"胃气长留于阴，不得留于阳"，从而引起嗜睡，选关元、太溪、气海，可补益脾肾，鼓舞人身阳气。又"耳为宗脉之会"，根据现代医学的研究证明，外耳与消化系统功能均受迷走神经支配，刺激迷走神经可影响胰岛素的值，抑制食欲，达到减肥的目的。因大黄性寒、味苦，归脾胃大肠经，口服后，大黄的作用部位主要在大肠，能使中、远段结肠的张力增加，蠕动加快，对肠内容物有推动作用。所用大黄具有降低胆固醇作用，能分解肠内堆积脂肪，达到减肥目的。

贴压耳穴······治疗单纯性肥胖

吴学芳医师(天津市南开区南门医院,邮编:300090)应用贴压耳穴治疗单纯性肥胖,获得满意疗效。

【绝技妙法】

选主穴:内分泌、缘中、兴奋点、额、丘脑、饥点、肾、大肠、三焦、肺相应部位(臀、腹)。

配穴:浮肿加腹水点,便秘加便秘点,腹胀加脾点,口渴欲饮者加渴点。

操作方法:治疗前先用探测仪在所取穴四周寻找敏感点,然后用胶布贴压王不留行籽,嘱患者每日自压药粒6次以上,餐前必压耳穴,每次每穴按压20秒左右,以有酸胀的热感为度。1周贴耳压2次,两耳交替换贴,耳压10次为1疗程。

丘脑、内分泌、缘中:调节此穴使机体适应环境变化,使分泌功能能得以稳定。

兴奋点、额:增加机体的兴奋性,使机体代谢旺盛,增加热量的消耗,促进糖元、蛋白质的转化,促进脂肪的燃烧。

饥点、丘脑:增加饱感,饥点可减少肥胖者饥饿感,减少食量。丘脑具有调节体温、摄食、水电解质平衡、内分泌及情绪反应等重要生理活动之作用,因此可增强饱感。

肾、三焦、肺、大肠:肺以增强发汗、行走之功,肾为水脏,主水液,三焦可通调水道。诸穴合用,可增强气化作用而利排泄。

相应部位(腹、臀):腹、臀部是脂肪最易储存的部位,取其穴有助于脂肪燃烧,使脂肪重新分布。此外,腹水点有利于健脾消肿作用,便秘点具有益气通便之功效,脾点具有调节消化的功能,渴点可控制饮水量，调节水液代谢。

【验案赏析】

患者，女，32岁，已婚，工人。身高 1.65m，体重 67.5kg。患者自诉：平素饮食量多，每日饮食量约 0.5kg，还时有饥饿感。口渴喜饮，脘腹胀满，大便先硬后溏，嗜睡。经 2 个疗程减肥治疗，体重下降 13.5kg，现体重 54kg，腰围（腹）由原来 2.4 尺减至 1.5 尺，臀围由原 2.9 尺减至 2.3 尺，饮食、饮水量明显减少，也无疲倦乏力等不适症状。随访 1 年，病人体重仍保持恒定。

耳压磁珠……治疗单纯性肥胖

姜英等医师（安徽中医学院附属针灸医院，邮编:230061）利用耳压磁珠减肥，取得了比较满意的效果。

【绝技妙法】

取主穴：内分泌、皮质下、脾。

配穴：口、肾上腺、腹、肺。

加减：大便秘结加直肠；嗜睡加额、交感；痰湿较重，舌苔厚腻加三焦、艇中。

操作方法：取 2000Gs，2mm 的磁珠置于 4mm×4mm 大小的胶布上，然后固定于所取耳穴上，每次取穴 4～5 个，每日按压 3～4次，每次 10 分钟，以饭前为佳，2～3 天更换 1 次。两耳交替按压，10 次为 1 疗程。

耳压磁珠治疗单纯性肥胖具有较好的疗效，且方法简便，副作用少，易为患者所接受。肥胖史长者疗效明显差于短者，而自幼肥胖者或有家族史者疗效则更差。女性效果优于男性，这可能与雌激素参与脂肪的合成与代谢有关。

姜英等医师认为肥胖与多食是有密切关系的。因此,适度的控制饮食对减肥有益,但简单的饥饿法对人体不利。有研究表明,针刺耳穴后,产生信号沿迷走神经传导,可阻断下丘脑饥饿信息,限制了摄食而达到减肥目的。在治疗中发现,耳穴皮质下区内下侧压迫后,病人食欲明显下降,且无饥饿感。该穴是否为下丘脑饮食中枢在耳廓的对应点,有待进一步研究。

【 验案赏析 】

刘某,女,38岁,已婚。身高161cm,体重73kg,超重18kg,腹围102cm,肥胖时间3年余。平素食欲佳,嗜睡(每日睡眠达12小时)。治疗取穴:内分泌、皮质下、脾、三焦、额、交感。经治1个疗程后患者体重下降8.5kg,腹围减少11cm,且食欲、睡眠较治疗前明显减少,精神较佳。经2个疗程治疗后体重下降11.5kg,半年后随访,体重未见明显增加。

耳压配合体针······治疗肥胖

江 涌医师(重庆市渝中区中医院,邮编:400015)用针刺加耳压疗法治疗单纯性肥胖,疗效满意。

【 绝技妙法 】

肥胖属本虚标实之证,本虚以气虚为主,标实以膏脂、痰浊为主,兼有水湿,甚则气滞血瘀。其病位在脾,也可涉及肝、肺、肾等,但以脾肾气虚多见。

治疗方法:

(1)耳压主穴:取耳中、肺、大肠、三焦、内分泌、脾、肾。

配穴：易饥者加饥点，便秘者加便秘点，月经失调加子宫穴。

用王不留行贴压穴位，嘱其每日按压 3 ～ 5 次，每次 5 天，5 次为 1 疗程。

(2) 针刺：腹部取中脘、天枢、气海、关元、滑肉门、外陵、水分、水道、阴交、带脉，背部取肾俞、大肠俞、膀胱俞、腰眼。

配穴：胃肠腑热型可加内庭、曲池，气虚湿阻型可加水分、气海，脾肾两虚型可加脾俞、肾俞。

操作：平补平泻法，每次 30 分钟，前 3 天每日 1 次，后隔日 1 次，10 次为 1 疗程。

(3) 艾灸：取神阙穴和周围穴位，每次灸 20 分钟，隔日 1 次，5 次为 1 疗程。阴虚者禁用。

气海、关元属任脉，有补气作用；天枢、外陵、滑肉门属胃经，有调理胃肠、理气血、消积化滞作用；水分、阴交、水道有利尿消肿作用；神阙穴有峻补元气作用，可鼓舞阳气、健脾助运、降脂。耳穴之耳中、饥点是减肥经验穴，肺、脾、肾有补气健脾作用，大肠、三焦有清利下焦利肺气作用。诸穴合用，能健脾利湿，通腑泻热，促进脏腑功能活动，加速脂质代谢。

五、电针治疗肥胖

电针辨证……治疗女性单纯性肥胖

孟丽娟等医师(沈阳铁路局吉林中心医院,邮编:132001)采用电针刺辨证治疗女性肥胖症,并与针刺组相比较,疗效明显。

【绝技妙法】

中医学认为,肥胖是由于先天禀赋因素,过食肥甘以及久卧久坐、少劳等引起的以气虚痰湿偏盛为主的病症。其病位主要在脾与肌肉,但与肾气虚衰关系密切,亦与肝胆及心肺功能失调有关,临证中孟丽娟医师根据其不同表现分为气虚湿阻型、胃热滞脾型及冲任失调型。

取穴:

主穴:中脘、天枢、关元、足三里。

配穴:胃热滞脾加曲池、内庭、上巨虚;气虚湿阻加气海、阴陵泉、丰隆;冲任失调加中极、血海、三阴交。

操作方法:嘱患者仰卧,取舒适体位,穴位常规消毒,视腹部脂肪层深浅取1.5～3寸毫针备用。治疗组直刺天枢穴,深度以穿过腹直肌鞘前壁入腹直肌1～2分为度。其他穴位针刺得气后,实热型针行提插捻转泻法,气虚型行补法,冲任失调型行平补平泻法。补泻完毕后,于双侧天枢穴针柄上接通G6805型电针治疗仪的两极,施以疏密波,强度以腹部上下抽动而患者能耐受的最大极限为宜。患者均每次留针40分钟,每针5次休息2天,20次为1疗程。治疗同时,嘱患者合理膳食,适量有氧运动。

取穴以阳明经及任脉经穴为主穴,疏导阳明经气,调健脾胃,培本固肾,以调理人体阴阳气血,使机体功能恢复正常。脾气虚者配阴陵泉、气海、丰隆,益气利湿、化痰降浊。胃实者配曲池、内庭、上巨虚,清热理气、通肠导滞。冲任失调者加中极、三阴交、血海,通调冲任,养血调经,加之适当的补泻手法,使诸穴功效得以更好地发挥,达到减肥强身的目的。

肥胖患者绝大多数腹部皮下脂肪肥厚,穴位敏感性差,经络瘀阻严重,取天枢穴深刺加电针与单纯针刺留针相比较,不仅加强了穴位本身的功效,同时腹部有节律的振动,亦能加速局部脂肪细胞分解代谢速度,尤其对于腹围大的中心性肥胖患者疗效尤为显著。

电针刺······治疗单纯性肥胖

张晓东等医师(吉林市第二中心医院,邮编:132001)采用电针刺治疗单纯性肥胖,效果较好。

【绝技妙法】

现代医家认为肥胖可因饮食失调或长期食欲亢盛,偏食膏粱厚味、甘美甜腻之品且多逸少劳而致营养过剩,蓄积于肌肤而致肥胖。另外,若脾胃气虚,运化失职,湿聚成痰,痰湿流注肌肤也可形成肥胖。若禀赋不足,肾气虚弱,不能使物质气化为功能而消耗亦可形成肥胖。故本病发生与脾、肝、肾三脏有关。病机有虚实之分,实者脾胃亢盛,虚者脾胃气虚、肾气虚弱。

治疗方法:患者取仰卧位,辨证取穴,以双侧曲池、天枢、足三里为主穴,双侧天枢穴针刺得气后接 G6805 电针仪,连续波,强度以患者耐受为度,适应后可逐渐加量,频率为 20 次／秒。

配穴:双侧选取内庭、丰隆、阴陵泉、关元、气海、太冲,局部偏胖明显者加取阿是穴,虚补实泻。

操作:每次 40 分钟,每日治疗 1 次,连续治疗 5 次后间休 1 次,治疗 20 次后评价。

在治疗期间,要求所有患者饮食清淡,主食减量,多吃蔬菜,少吃荤菜;禁吃甜食、零食、浓茶、咖啡、酒;晚餐以略有饥饿感为宜,睡前 3 小时勿进食。每天慢跑或快步走 30 分钟以上。

临床采用辨证取穴,施以不同的补泻手法:足三里、天枢、曲池穴通调脾胃、疏理气机,内庭穴清泄胃肠积热,丰隆、阴陵泉穴化痰健脾利湿,关元、气海穴补肾培元固精,太冲穴疏肝理气。辅以电针仪的波动使刺激更易通过皮肤进入深层组织,达到兴奋神经和肌肉的作用,改善血循环,促进代谢,改善组织营养,引起肌肉收缩,奏降脂减肥之功。

电针为主综合治疗单纯性肥胖

郑　斌等医师(首都医科大学附属北京朝阳医院,邮编:100020)以电针为主综合治疗单纯性肥胖,疗效满意。

【绝技妙法】

针灸通过对肥胖者神经及内分泌功能的调整,一方面抑制食欲,减少进食量,同时抑制亢进的胃肠消化吸收功能,控制机体对营养物质的吸收;另一方面可促进能量代谢,增加消耗,促进体脂动员分解,最终实现减肥效果。在中医脏腑辨证上,肥胖主要与肝脾肾三脏的功能失调有关,因此,清胃健脾、疏肝理气温肾,使气血通畅是基本治则。临床肥胖症患者以胃热炽盛型和痰浊中阻型最为多见,因此,清胃健脾是主要治则,兼以理气活血温肾。

治疗方法:以针刺为主,配合耳压穴、电脑中频治疗仪、饮食调配综合治疗。

(1) 电针:以肚脐为中心划十字,每隔 2 寸刺入一针,脐上、脐下各 2 针,脐两旁各 3 针,共计 10 针,简称"腹十针"。用 2 寸毫针先直刺后斜刺,针尖指向下。再任取两穴加上电极,共取 2 组。

辨证配穴:胃热加内庭、曲池、支沟;痰浊加内关、足三里;气滞血瘀加太冲、阳陵泉、血海;脾肾虚加太溪、三阴交、阴陵泉。

操作:实证针刺用泻法,虚证针刺用补法,留针 30 分钟。每日治疗 1 次,10 次为 1 个疗程。连续 2 个疗程后休息 3 天,继续下 1 个疗程。

(2) 耳压穴:取神门、内分泌、饥点、渴点为主,胃热配胃、大小肠、肛门、口;痰浊配脾、胃、三焦;气滞配肝、心、脑;脾肾虚配脾、肾、膀胱。用王不留行籽按压,两耳交替贴,每日三餐前揉按,以耳廓发热为度。每周换药 2 次,10 次为 1 个疗程。

(3) 电疗:采用 TL900 型电脑中频治疗仪,每机分 A、B 两组,每组有 2 个极板。毫针刺入后,将两个极板分别放在腹部或腰背部肌肉丰厚的部位,调整电量的大小,以患者可以耐受为度。仪器自动设置为 20 分钟,每日治疗 1 次,10 次为 1 个疗程,与针刺同步。

(4) 饮食调配:肥胖患者在进行综合治疗的同时,必须进行相应的饮食控制,才能取得较好的疗效,而且治疗停止后体重不易反弹。一般建议患者早餐以谷类为主,配合煮鸡蛋及水果,一定要吃饱;中餐主食适量,配合肉食(以鸡肉、鱼肉为好)及蔬菜,进食七八成饱最佳;晚上 6 点以后不吃主食,以水煮菜为主,不吃含糖量高的水果,如香蕉、甜橙、甜瓜等,睡前若觉得饿可喝杯脱脂酸奶。饮食控制应适度,过于严格的节食会损害人的肝肾功能,甚至是不可逆,而且也很难坚持下去。

"腹十针"为笔者在临床实践中摸索总结出的个人经验用穴法。脐周十穴多为奇经和足阳明胃经、足太阴脾经循行经过,与人体的气血充盛,饮食摄入后的腐熟运化、水液调节有直接关联。辅以电疗,具有见效快、安全性高、痛苦小、疗效巩固的特点,不产生厌食、腹泻、体力下降等不良反应。

从临床实践和观察中体会到,体重越重,体重波动大的,疗效越明显。从整体看,腹部脂肪较其他部位脂肪消减快,即使体重减得不多,相应症状也会好转,对高血压、高血脂、高血糖均有辅助治疗作用。但是在减肥的认识上需注意一点,减肥过程中体重不会直线下降,需经过治疗期→稳定与调整期→巩固期3个阶段,是一个长期过程,不能一蹴而就,甚至急功近利,造成对身体的不可逆损伤。

腹部电针……治疗单纯性肥胖

乔子虹等医师(武汉市普爱医院,邮编:430033)用腹部电针治疗单纯性肥胖,取得了较显著的疗效。

【绝技妙法】

中医学称单纯性肥胖者为"肥人"。引起肥胖的原因有饮食不节,过食肥甘厚味;好静恶动,静而不动,气血不畅,脾胃气滞,运化失调,水谷之精微输布障碍,化为膏脂和痰浊,滞于肌肤、脏腑,导致肥胖;七情变化超过人体正常生理功能调节,影响饮食起居,引起脾胃运化障碍而发病。肥胖的病机主要是脾胃功能失常。

治疗主穴:府舍、腹结、大横、归来、大巨、天枢、滑肉门、梁门、承满。

配穴：脾虚湿阻型加脾俞、足三里、厉兑、丰隆；胃肠实热型加足三里、阳陵泉、支沟；脾肾阳虚型加脾俞、肾俞。

操作方法：使用电针治疗仪。治疗前将治疗仪上的 A 频调至中间位置，B 频调至中间稍偏右边位置，呈疏密波型，4 个输出电极强度调至 3～5 刻度之间。治疗时用 75% 酒精棉球对针刺穴位皮肤由内向外消毒，取直径 0.30mm、长 40～60mm 毫针，一只手提起腹部脂肪组织，另一只手持针直刺进入主穴，穿过表皮后，针尖指向头部方向，沿皮下逆脾胃两经在脂肪层内平刺，一针连一针，将刺入脾经的毫针自上而下依次连上治疗仪的电极，将刺入胃经的毫针自下而上依次连上治疗仪的电极，使电流方向与针刺方向一致。取出腹部毫针时，用消毒干棉球轻按穴位，握针柄将针取出；对足三里、厉兑、丰隆、阳陵泉、支沟等穴直刺进针，快进慢出，取针时不需按压穴位；脾俞、肾俞穴则慢入快出，取针时按压穴位。治疗以患者自觉腹部发热、发痒或由内向外收紧感为宜。每日针刺 1 次，每次 30 分钟，针刺 5 次休息 2 天，针刺 15 次为 1 疗程。

针刺的主要穴位在脾胃二经上，以腹部穴位为主，让针体直接与脂肪组织接触，以穴为点，以点带线，接通电极，再以线带面，震动整个腹部，从而达到治疗目的。有患者诉针刺后有明显饥饿感，此时应忌暴饮暴食；还有患者针刺后有大小便急迫感，大便较以往通畅，便软成形，但无腹痛、腹泻、厌食等不适。需要强调的是掌握好针刺方向及针法补泻，调节脾胃功能，泻其过亢，补其不足，是针灸减肥的一个重要环节。

六、综合疗法治疗肥胖

针药配合治疗单纯性肥胖

陈瑞英等医师（天津市汉沽区汉沽卫生院，邮编:300000)运用针药配合治疗单纯性肥胖者,收到了良好的减肥疗效。

【绝技妙法】

（1）针具及操作:常规操作,耳廓部选穴,刺入针后用胶布固定。

（2）用穴:第一组:胃,内分泌。第二组:脾,肺。第三组:神门,子宫。

针刺时间及步骤:每周2次,连续7次为1疗程(约三周半)。第一疗程用第一组穴,做3次后如不见效,可改用第二组的2个穴位。在治疗过程中如有睡眠不好或月经不正常者,选加第三组穴。每次单耳取穴,两耳交替取用。

【常用方药】

配有健美茶Ⅰ～Ⅵ号方,每号方诸药共为细末,分作7份,每日1份。用药配合耳针疗程,即7次埋针,25天用药。

Ⅰ号方:山楂、泽泻、莱菔子、麦芽、六神曲、夏枯草、陈皮、炒二丑、草决明、云茯苓、赤小豆、藿香、茶叶各7g。

功能:消积利湿。适用于饮食、二便、睡眠均正常的近期肥胖者。

Ⅱ号方:生首乌、夏枯草、山楂、泽泻、石决明、莱菔子、茶叶各 10g。

功能：平肝熄风，理气化湿。适用于肝阳上亢，性格急躁者。

Ⅲ号方：苍白术、泽泻、云苓、车前子、猪苓、防己、茶叶各10g。

功能：健脾燥湿，利尿消肿。适用于伴有下肢浮肿者。

Ⅳ号方：大黄、枳实、白术、甘草、茶叶各 20g。

功能：消积通便。适用于大便秘结者。

Ⅴ号方：法半夏、云茯苓、陈皮、川芎、枳壳、大腹皮、冬瓜皮、制香附、炒泽泻、车前草、炒苍白术、茵陈、茶叶各 5g。

功能：健脾祛湿。适用于无任何不适，一切正常之肥胖者。

Ⅵ号方：山楂 40g 加Ⅰ号方，仍分 7 份，服法同前。适用于伴有甘油三酯增高者。

针刺配合轻身饮……治疗单纯性肥胖

张　瑛等医师 (湖北省中医院，邮编 :430061) 用针刺配合内服中药治疗肥胖病人，疗效满意。

【绝技妙法】

针刺取穴：天枢、支沟、阴陵泉、丰隆 (均双侧)、气海、阴交、水分。

操作方法：按其所在部位的脂肪深浅不同，选用 1.5 ~ 3 寸的32 号针灸针，常规消毒后快速刺入，得气后留针 30 分钟。针刺法每日 1 次，10 次为 1 个疗程，每个疗程治疗后休息 2 ~ 4 天，连续 2个疗程为 1 个治疗阶段，每个治疗阶段可休息 1 周。

【常用方药】

轻身饮（自拟名）组成：制半夏 10g，炒苍术 10g，云苓 10g，白芥子 10g，山楂 15g，内金 12g，陈皮 10g，荷叶 10g，川朴 10g，苡仁 30g。

煎服法：将上述 10 位中药用清水浸泡 1 小时，然后用大火煮开，改为小火煮沸 20 分钟，将药汁 150ml 倒入碗中；再把清水放入药罐中第 2 次煮沸后，改小火煎 20 分钟，将此药之 150ml 与第一次药汁混入一起（共 300ml），每日分 2 次服（间隔 6 小时）。

经治疗 2 个疗程以上，显效 16 例，占 28%；有效 40 例，占 69%；无效 2 例，占 3%，总有效率 97%。

取天枢、支沟疏调肠腑，理气通便；阴陵泉、丰隆健脾祛痰；气海益气消积化脂；配以任脉之阴交、水分以分清泌浊，温运水湿，同时内服轻身饮加强健脾理气、化积祛痰之功效。

从现代医学理论看，针刺配合内服轻身饮，可以使基础胃活动水平降低，餐后胃排空时间延长，既能抑制患者过亢的食欲，抑制亢进的胃肠消化吸收机能，从而减少能量的摄入。另外，应适当控制饮食，特别是限制脂肪、糖类食物，并结合活动锻炼，以消耗多余的脂肪。

【验案赏析】

张某某，女，49 岁，教师，无肥胖家族史。检查：身高 160cm，体重 86kg，血压正常，无其他病史，属单纯性肥胖。按上述方法治疗 1 个疗程体重减轻 6kg，腰围缩小 5cm；休息 1 周后连续治疗 1 个阶段，则体重减轻 8kg，腰围缩小 9cm。

【按语】针药结合作为肥胖症的常规疗法之一，具有疗效高、持久、不反弹的优势，且经济安全，无副作用，真正能够达到健康减肥的目的。方法简单,值得在临床上推广。

针刺配合脉冲电疗仪……治疗单纯性肥胖

张毅医师(台州市路桥区中医院,邮编:318050)运用针刺配合脉冲电疗仪治疗单纯性肥胖,取得较为满意的疗效。

【绝技妙法】

肥胖是由于脾、胃、肾三脏功能失调,致使中焦生化不足,水谷精气化为痰浊,潴留于皮里膜外而成。针刺主要通过对相应的穴位刺激,以疏通经络中阻滞的气血,调整脾、胃、肾三脏的功能,使之相互协调,以达到减肥的目的。

治疗方法:先用1.5寸毫针针刺任脉、脾、胃、肾经上的腧穴及阿是穴(以肥胖处为腧),如上脘、中脘、水分、气海、天枢、大横、梁门、水道、曲池、支沟、合谷、足三里、丰隆、上巨虚、下巨虚、三阴交等,然后将脉冲电疗仪的输出导线连接到腹部主要穴位的针身上,开启连续波,强度以患者能耐受为度。治疗时间为每次40分钟,每日1次,12次为1疗程,一般治疗1～3个疗程。

现代医学认为:针刺减肥的主要机理是针刺使体内乳酸脱氢酶活力上升,糖分解代谢加速,血糖回降至正常水平,而没有多余的能量转化为脂肪。针刺使血中胰岛素回降而促使葡萄糖转变为脂肪的速度减缓,脂肪分解加速。针刺使下丘脑－垂体－甲状腺轴的功能增强,促进甲状腺激素分泌,增强基础代谢率而减肥。脉冲电疗仪在针刺的基础上,加强对相应穴位的刺激,并使局部的脂肪细胞通过电刺激进行重组,从而加快脂肪分解。在针刺与脉冲电疗仪治疗的同时,积极配合有氧运动,并适当控制高能量食物的摄入,减肥效果将会更佳。

腹针结合中药敷脐⋯⋯治疗单纯性肥胖

郭国田医师(阜阳卫校附属医院,邮编:236006)采用腹针结合中药敷脐治疗 59 例单纯性肥胖症患者,疗效满意。

【绝技妙法】

(1) 针灸治疗

取穴:中脘、关元、天枢、气海、水分、梁门、滑肉门、外陵、腹结、大横,取穴定位严格以腹针取穴方法为主。

针刺方法:取长 40mm 不锈钢毫针,深度以进入皮肤与肌肉之间为度,针刺局部有酸胀、疼痛或局部短距离的无规律的感传较为多见。每 15 分钟行针 1 次,留针 30 分钟。

(2) 中药敷贴

药用黄芪、白术、茯苓、藿香、肉桂、陈皮、车前子、茵陈、杜仲、续断、菟丝子。将上药煎浓汁,以凡士林收膏,把药敷于神阙穴后,用治疗仪照射 30 分钟后,用胶布贴敷。以上治疗每日 1 次,10 次为 1 疗程,连续治疗 3 个疗程。

腹针理论认为,人之先天从无形的精气到胚胎的形成,完全依赖于肚脐系统,以神阙为中心的大腹部不仅有一个已知的与全身气血运行相关的循环系统,而且还拥有一个用于全身调节的高级调控系统,对内分泌系统、神经系统以及新陈代谢具有调节作用,同时还能改善患者的机体能力;中药敷脐起到调节胃肠道功能,保持消化道通畅。两种方法并用能使减肥疗效增强。

腹针手法时要避开毛孔、血管,施术要以轻缓为主,针刺深度不宜过深,达到一定深度后,一般只采取轻度捻转不提插。

单纯性肥胖症患者的食欲比较旺盛,治疗主要是控制饮食,增加饱感,减少饥饿感为主,自然降低了食量,避免了过食或吃零食。应用此种治疗方法并没有要求患者刻意节食。

电针配合中药……综合治疗单纯性肥胖

赵东英等医师(北京四零二医院,邮编:100039)用中医综合疗法,即中药中频局部治疗、耳针,对单纯性肥胖进行治疗,疗效满意。

【绝技妙法】

耳压:王不留行籽贴肺、胃、脾、大肠、交感、内分泌、三焦、下丘脑、皮质下、渴点、饥点,嗜睡加神门、脑点,便秘加便秘点。每3天1次,2个月为1疗程。

采用TL980-Ⅱ高级电脑中频电疗仪,利用中频电流作用于肥胖部位,使其运动产生热能,使体内脂肪一部分消耗掉,一部分转化成肌肉而达到减肥效果,同时对降低人体胆固醇、甘油三酯有明显疗效。治疗时用1号大电极对称置于腹部的天枢穴,2号大电极置于腰部两侧的肾俞穴。中频采用$1 \sim 2kc$,每天1次,10天为1疗程,每次30分钟,1疗程后休息1周,共做4个疗程。在治疗过程中局部有麻感和紧缩感,腹部肌肉做有节律的收缩运动,尽量加大输出电流强度,使腹部尽量收缩,当局部感到疼痛或不适时可适量减少输出电流,这样可获得最佳治疗效果。

【常用方药】

所治疗的单纯性肥胖患者中医辨证属脾虚痰湿中阻,治疗原则为健脾化痰利湿。

方药：陈皮 10g，半夏 10g，茯苓 15g，苍白术各 10g，枳壳 10g，荷叶 10g，山楂 10g，泽泻 10g，大黄 6g，薏苡仁 20g，草决明 10g。

服法：连续服用 2 个月，每日 1 剂，水煎服。

患者经中医综合疗法治疗 2 个月后，均见体重减轻，腹围减小，血脂降低，脂肪百分率降低，肝内脂肪浸润也有显著改善。30 例病人经用中医综合治疗 1 个疗程后体重明显下降，腹围、腰围、臀围等皮下脂肪厚度显著减少。同时对肥胖并发脂肪肝、高脂血症也有较好疗效。有效率达 93.3%。

电针配合耳穴贴压……治疗单纯性肥胖

周晓平医师(广州医学院附属荔湾医院，邮编:510170)采用电针配合耳穴治疗单纯性肥胖症患者，疗效显著。

【绝技妙法】

(1) 采用电针治疗

取穴：中脘、水分、气海、关元、天枢、水道、支沟、丰隆。取穴定位按针灸学教材取穴方法为主。

针刺方法：取 30 号长 40mm 不锈钢毫针，腹部穴进针达肌层，有胀感后稍退出，四肢穴有酸、胀、重、麻针感即可。用 G6805-1 电子针灸仪，2 组电极分别连接于腹部两侧穴位上，用疏密波脉冲，电流强度以病人能耐受为度，用 TDP 治疗仪照射腹部。留针 30 分钟。以上治疗 1 次 / 天，5 天后休息 2 天。治疗 30 次为 1 个疗程。

(2) 耳穴贴压：肝、脾、三焦、口、大肠、饥点、内分泌、皮质下。将王不留行固定于边长为 0.6 ~ 0.8cm 的胶布上，然后粘贴在相应耳穴上，按压 5 ~ 7 次 / 天，3 餐前 30 分钟按压，按压 2 ~ 3 分钟 / 次，两耳交替进行,3天交换1次。针灸治疗结束后统计疗效。

此外,所有患者均进行相应的健康教育。建议清淡饮食,控制食量,少食淀粉类食物,控制糖类摄入,常食蔬菜、豆制品、动物瘦肉、奶类、核桃等,以保证体内营养物质的供给,并嘱加强体育锻炼。

中脘、下脘、气海、关元穴为腹针"引气归元"方,具有调脾胃、补肝肾作用。天枢穴为大肠募穴,具有疏调肠腑、理气通便作用;水道能利湿化水;因三焦为元气之别使,通行元气,贯通人体内外上下,输布由脾胃而来的水谷精微,维持人体水液代谢的平衡,总司人体气化活动,故配合支沟穴以调理三焦;丰隆穴为胃经的络穴,调理脾胃,化痰利湿。诸穴合用达标本兼治,最终实现健康减肥的目的。

耳穴贴压操作方便,无痛苦,刺激量持久,是维持治疗期间有效刺激量的最佳措施之一,而且还是行为干预的一种有效方法。

耳穴埋线配合中药……治疗单纯性肥胖

徐自力医师(河南大学医院,邮编:475001)采用耳穴埋线配合中药治疗单纯性肥胖,取得一定疗效。

【绝技妙法】

刺激耳穴用于治疗临床多种疾病,以及美容、减肥等已多有报道,而且耳穴埋线虽与耳穴按压、耳穴埋针等原理相同,但有其独创之处。它既可以避免耳部贴胶布引起皮肤过敏及不美观,又可避免感染及时时按压穴位之劳。

(1) 耳穴埋线

工具及操作:常规消毒双侧所取耳穴,并用2%利多卡因皮下注射约1ml。取经过消毒的7号腰穿针,在针头前部装入长1~1.5mm

00 号羊肠线。用带有羊肠线的腰穿针刺入经麻醉的耳穴皮下，用针芯推出肠线并退针。注意：肠线不得暴露在皮外。

用穴：常用穴：三焦、内分泌、交感，具有调节吸收、排泄、促进代谢和利水功能。食欲亢进者加外鼻，心悸气短者加心、肺，便秘者加大肠，尿少者加尿道，月经不调者加肾。

疗程：耳穴埋线一般 2 周为 1 疗程。每疗程最多可取 3 个耳穴同时在两耳埋线。

(2) 中药治疗

在耳穴埋线同时配合中药效果更好。

基本方：炒二丑、泽泻、荷叶、菊花、薏仁、莱菔子、茶叶各 7g，共为细末分 7 份，每日 1 份作茶饮。

(3) 控制饮食

在减肥过程中要避免过量摄入高热量、高脂肪饮食，因人而宜制定减肥食谱，这也是影响减肥疗效的重要因素。

【验案赏析】

王某，女，36 岁，工人，身高 159cm，体重 72kg。自诉产后身体逐渐肥胖，食量稍有增加，大便干。内分泌专科诊断为单纯性肥胖。无明显家族肥胖病史。经过第 1 个疗程治疗病人体重下降 2kg，第 2 个疗程体重下降 3kg，第 3 个疗程体重又下降 3kg。

【按语】徐自力医师认为，消除肥胖需要综合治疗，既要有有效的治疗方法，又需要病人的积极配合，纠正不良的生活习惯。

针刺并降脂减肥茶……治疗单纯性肥胖并高脂蛋白血症

刘红石医师(青岛市中医医院,邮编:266003)运用针刺并降脂减肥茶治疗单纯性肥胖并高脂血症,以其操作简便、毒副作用少、疗效确切且持久、经济方便等优势,逐渐被广大患者所接受。经过临床观察,取得较为满意的效果。

【绝技妙法】

单纯性肥胖症属中医学之"肥满"范畴。中医学对"肥满"的认识早在《内经》中就有论述。肥胖的形成与过食肥甘、疏于劳作、脾胃失调(脾胃俱虚或俱旺)、痰饮水湿有关。高脂蛋白血症中医学文献中没有这一病名记载,其症状可见于"痰饮、眩晕"。其发病原因与肝、脾、肾为主的多脏器功能失调有关。肝脾肾三脏虚损,导致痰湿、瘀血等病理产物的形成。总之,本病与肾精亏损、脾胃功能失调、痰瘀的形成关系最为密切。

病人在治疗前详测体重、身高、胸围、腰围、血压,查血清胆固醇、甘油三酯、血糖、肝功、肾功及血尿常规,以排除肝、肾和糖尿病等疾患所致的高脂蛋白血症。针刺及服用降脂减肥茶治疗期间均不用其他降脂药物。

针刺疗法:基本取穴(阴阳平和型)天枢、水分、滑肉门、外陵、水道、大横、带脉、中脘、足三里、三阴交。

辨证配穴:脾虚湿盛者配阴陵泉、太白、丰隆,针用泻法;胃腑实热配内庭、曲池、支沟、腹结,针用泻法;气滞血瘀配血海、太冲、合谷,针用泻法;脾肾阳虚配气海、关元、太溪(病程短者可单用任脉下腹穴,病程日久者可加用脾俞、肾俞),针用补法。

疗程:20次1疗程。前十天每日1次,以后隔日1次,疗程间隔 5 ~ 7 天。穴位加用电针刺激 (连续波), 每次 30 ~ 40 分钟。

【常用方药】

降脂减肥茶组成：首乌 10g，山楂 10g，丹参 15g，泽泻 15g，决明子 15g。

服法：水煎代茶饮, 每日服用 800 ~ 1000ml, 45 天 1 疗程。服用降脂减肥茶期间适量控制高脂饮食及碳水化合物, 忌饮酒及干果类食品。

针刺减肥及降血脂以调理脾胃着眼, 选用手足阳明经、任脉及足太阴经。天枢、大横、水分、滑肉门、水道、中脘、足三里等可健脾和胃、利水化湿、助运消滞。丰隆为足阳明经之络穴, 能化痰降浊、运脾通腑。三阴交、阴陵泉、太白分别为足三阴经之交会穴、脾经合穴及原穴, 具有补脾化湿利水之功。内庭、曲池、支沟可清胃火、通腑气。血海、合谷、太冲具有养血活血、通经活络的作用。气海、关元、太溪能补肾温阳、健脾益气。总之, 诸穴合用共达健脾清胃、化痰降浊、调畅气机的作用, 从而调节消化系统及内分泌功能紊乱, 以达减肥降脂的作用。

降脂减肥茶中, 何首乌可补肾, 为治病之本; 泽泻、山楂具有健脾补肾利湿、消谷化积的作用; 丹参可活血化瘀; 决明子则能够清肝润肠, 以排瘀脂膏。诸药合用, 共奏其效, 标本同治。

温针药灸与电针⋯⋯治疗单纯性肥胖

杨金山医师 (哈尔滨市中医院, 邮编:150076) 在针刺法的基础上, 加上温针药灸与电针, 以中医理论作指导辨证论治, 提高了对单纯性肥胖的针灸疗效。

【绝技妙法】

虚实辨证是中医八纲辨证的重要组成内容之一,虚实是辨别邪气盛衰的两个纲领。只有辨证准确,才能攻补适宜。中医辨证诊断将肥胖病分成虚实两类,通过临床观察研究,收到较满意效果。

(1) 虚证

主穴:气海、关元、足三里、天枢、阴陵泉、三阴交。

配穴:脾肺气虚者加列缺、太渊;水湿内停加水分;心脾两虚加神门、隐白;脾肾两虚加脾俞、肾俞。

操作:温针药灸法,取上述穴位,采用温针药灸(自制温灸筒及传统药艾条)方法,进针得气后,在即将施行灸疗的 2 ~ 3 个主要穴位上戴上温灸筒(筒底中心有小孔),将长 2cm 左右的药艾条点燃后,倒插在筒中毫针的针柄上,每穴最少 2 段艾条,余穴留针。温灸筒的制作:温灸筒由铝箔制作,平底,筒底直径 5cm,筒高 5cm,筒底中央钻有一小孔,使针柄能容易通过;距筒底 5mm 处,在筒壁周边钻 10 余个小通气孔。药艾条主要成分为艾绒及细辛、干姜、肉桂、丁香、苍术、川椒等。

针刺法:取上穴毫针刺,28 号针,进针 1 ~ 1.5 寸,施提插捻转补法,留针 30 分钟。

(2) 实证

主穴:曲池、足三里、天枢、中脘。

配穴:胃中蕴热者加内庭、上巨虚;肠燥便结者加腹结、支沟;肝阳上亢者加太冲、三阴交;湿困脾胃者加丰隆、阴陵泉。

电针法:取上穴,采用 G6805-1 电针仪,4 组线 8 个接线钳头分别接 8 个穴位,每组 1 个主穴,1 个配穴。连续波,频率为 20 次 / 秒,强度以患者耐受最大值为准。

针刺法:取上穴毫针刺,28 号针,进针 1 ~ 1.5 寸,施提插捻转泻法,留针30分钟。虚实两型患者均每日1次,每周6次,周日休息,30日为1疗程,1个疗程以后评定疗效。

温针药灸法,是以艾绒为主要材料,配以温经通络、行气活血、祛湿逐寒、消肿散结类中草药制成的艾卷,点燃后通过对体表穴位熏灼,并沿针体散热入内,以温热刺激和药物的渗透来实现减肥目的。灸法能补充针刺和药力的不足,温针药灸法是针刺法与灸法的结合。运用其温补脾肾、活血行气、祛湿逐寒等功效来治疗虚证型单纯性肥胖,符合针刺补泻理论中补法的治疗原则。

针灸配合耳穴贴压······治疗单纯性肥胖

王凤银等医师(沙县中医院,邮编:365500)采用针灸配合耳穴贴压治疗单纯性肥胖患者,疗效满意。

【绝技妙法】

针灸腧穴,疏通经络,抑制肥胖者亢进的食欲,减少食量,抑制胃肠消化吸收功能,促进能量代谢,增加能量消耗,促进体脂分解,实现减肥效果。同时中医认为全身五脏六腑、皮肤九窍、四肢百骸等部位,皆通过经络与耳廓密切联系,故有"耳者宗脉之所聚也"、"十二经脉,三百六十五络,其气血上于面而走耳窍"之说。按压耳穴,可减轻饥饿感,抑制脾胃的消化功能。针灸耳穴相互配合,主辅相承,见效快,无副作用,疗效巩固,不易反弹,是一种简单、有效的方法。

(1)针刺取穴:主穴,腹部取天枢、大横、气海、滑肉门、上脘、中脘;上肢取曲池、支沟;下肢取梁丘、风市。

配穴:脾虚湿阻型取足三里、三阴交、阴陵泉、公孙;胃热湿阻型取合谷、曲池、丰隆、内庭;脾肾两虚型取关元、足三里、三阴交;阴虚内热型取内关、三阴交、太溪。

针法：常规消毒后，选用 35 号毫针，常规消毒，针刺得气后，施以泻法，留针 30 分钟，留针期间行针 2～3 次。前 3 天每日 1 次，以后隔日 1 次，15 次为 1 个疗程，疗程间休息 1 周。

(2) 耳穴疗法：耳穴取穴为神门、内分泌、三焦、胃、大肠、肾、饥点、渴点。

方法：采用王不留行籽经高压灭菌后，黏贴在选定的耳穴上，贴紧后予以按压，要求以感到酸、麻、胀或热感为度。

嘱患者每日用餐前按压 3～5 分钟，两耳轮换贴压，3 天更换 1 次，10 次为 1 个疗程，1 个疗程后观察结果。

【验案赏析】

患者李某，女，39 岁，已婚，职员。2004 年 1 月就诊。主诉：肥胖 3 年，不愿服减肥药，要求针灸减肥。检查：BP16/10.67kPa，身高 158cm，腰围 95cm，体重 75kg，遂用上述方法治疗。1 个疗程后体重 62kg，腰围 82cm，患者自觉身轻气爽。半年后随访，体重无回升。

体针配合耳穴贴压······治疗单纯性肥胖

魏立新医师（中国中医科学院针灸研究所，邮编：100700）运用体针配合耳穴贴压治疗本病，取得较好疗效。

【绝技妙法】

中医认为，肥胖多与先天禀赋、恣食肥甘、久坐久卧有密切关系，而胃肠实热、脾虚湿盛及气滞血瘀是发病的主要内在因素。针刺腧穴可通过疏通经络气血而调整脏腑的功能，祛除瘀积在体内的湿热、痰浊及多余膏脂，从而达到减肥的目的。

(1) 体针：取穴曲池、梁门、腹哀、天枢、大横、水道、腹结、足三里、三阴交、丰隆、局部(肥胖部位)。胃肠实热型加支沟、上巨墟、内庭;脾虚湿盛型加脾俞、阴陵泉、水分;气滞血瘀型加气海、膈俞、太冲。

操作方法:常规消毒后,腹部穴位采用2寸或3寸毫针,从腹部两侧向腹中线方向斜刺,强刺激,使局部有明显酸胀感;肥胖局部亦以深刺为宜,并力求有针感;其余穴位按常规刺法针刺。除脾俞平补平泻外,其余穴均以泻法为主。留针30分钟,留针期间每隔10分钟行针1次。每日1次,5次后改为隔日1次。女性月经期间暂停治疗。

(2) 耳穴贴压:取穴神门、皮质下、内分泌、交感、三焦、口、饥点、渴点。胃肠实热型加胃、大肠;脾虚湿盛型加脾、肺;气滞血瘀型加肝、胆。

操作方法:常规消毒,先在穴区内探寻敏感点,再用脱敏胶布贴王不留行籽。每次取一侧耳穴,3天后换另一侧,两耳交替。嘱患者每天三餐前及睡觉前自行按压,每次5～10分钟,至耳部有发热感为宜。食欲旺盛者可于有饥饿感时增加按压次数。

注意事项:①严格控制饮食量,但不主张饥饿疗法。饮食结构宜低糖、低脂、低盐、多纤维,适当补充蛋白质和维生素,忌吃零食,晚餐清淡少食。②增加运动,使热量摄入与消耗排泄平衡。根据自身情况,选择散步、快走、慢跑、骑车、爬楼、家务劳动等适当运动,每天坚持锻炼。③每日睡眠时间控制在7小时以内。④作息时间要规律。

疗程:体针配合耳穴贴压,治疗1个月后观察疗效。

取穴以足阳明、足太阴经为主,其中梁门、腹哀、天枢、大横、水道、腹结可调理脾胃气血,助大肠传导以通便;曲池为大肠经合穴,泄热通腑;足三里、三阴交可健脾胃以运化输布水湿;丰隆为祛痰要穴,可杜绝生痰之源;局部穴位可疏通肥胖部位之气血,以祛除多余膏脂。胃肠实热型配支沟以泻三焦相火而通便,上巨墟以疏通肠腑,内庭为胃经荥穴而清泄胃火;脾虚湿盛型配脾俞以健脾益气,阴陵泉以健脾利湿,水分助小肠泌别清浊以利水通小便;气滞血瘀型配气海以益气行气,膈俞以活血化瘀,太冲以疏肝理气。针刺以泻法为主,以祛除实邪。针刺深度较常规要深,并力求得气,以达到一定的刺激量。留针期间的间断行针亦必不可少,使有效的刺激量得以维持。耳穴贴压作为体针的辅助治疗措施,可有效地维持针刺的刺激量。除此之外,患者于进餐或饥饿时及时按压耳穴,可适时地提醒患者控制饮食量及进食种类,是非常必要的行为干预。

【验案赏析】

患者,男性,36岁,孟加拉国人,身高1.70m,职员。因近1年来体重明显增加,而于2002年6月10日就诊。就诊时体重87kg,形体肥胖,腹部臃肿,食欲旺盛,嗜食肥甘,口渴喜冷饮,大便干燥,两日一行,舌红,苔薄黄,脉数有力。诊断:Ⅱ度肥胖。辨证分型:胃肠实热型。治疗:同治疗方法中的胃肠实热型,并嘱其控制肉类及甜食的摄入,增加运动量。结果:治疗1次,减重1kg,4次后减重3kg,15次后减重7kg,取得显著疗效。

【按语】减肥治疗必须集治疗、饮食、运动、生活规律于一体,方能奏效。单纯依赖治疗无法取得并维持良好的疗效。减肥治疗应以不降低患者的体力和抵抗力为基本标准。

自拟减肥八穴配合耳穴贴压……治疗单纯性肥胖

董杨颖医师(广东省茂名市人民医院,邮编:525000)采用自拟减肥8穴配合耳穴贴压治疗单纯性肥胖病,并与采取传统辨证取穴和耳穴贴压治疗对照观察，疗效满意。

【绝技妙法】

单纯性肥胖病为本虚标实，本为脾胃不足，运化失司，甚至脾肾阳虚；标为湿、痰、热、滞为患；病位在脾、胃、肠，涉及肝、肾。究其病因，主要是由于机体气血阴阳失调。

(1) 体针取穴：主穴：减肥 8 针（自拟，位于以神阙穴为圆心，半径为 1 寸的圆周上，以神阙穴为中点，上下左右各取 4 点，其余 4 点分布在各相邻两点的中点上）、足三里（双）、三阴交（双）。

配穴：胃肠实热者加丰隆（双）、内庭（双）；脾虚湿阻型加天枢（双）、阴陵泉（双）；脾肾两虚型加中脘、关元；肝郁气滞型加太冲（双）、阳陵泉（双）。

耳穴取穴：内分泌、甲状腺、大肠、皮质下、肝、脾、胃、三焦。

操作方法：上述诸穴针用泻法为主，个别体质差者采用平补平泻法。减肥 8 针针尖刺向神阙，隔日 1 次，留针 40 分钟，10 次为 1 个疗程。

(2) 耳穴贴压法：每次选 3～5 穴，常规消毒后取王不留行贴压在穴位上，用胶布固定，嘱患者每于餐前 30 分钟或饥饿时按压至耳部发热感，5 日换 1 次，两耳交替进行。

神阙穴位于脐中，为先天赋予生命之根蒂，根据经络理论，脐为任、督、冲之脉相会之乡，又与肾、心、脾、胃等经脉相关，通过经脉之气交通五脏六腑、四肢百骸、五官九窍及皮肉筋膜。减肥 8 穴治疗时 8 针针尖均指向神阙，力效而功专，诸穴合用，共奏调节气血阴阳之效。足三里为足阳明胃经之下合穴，可补脾胃之虚，扶助胃气；三阴交为足太阴脾经、足少阴肾经、足厥阴肝经交会之处，可调补三阴。以上各穴合用，具有健脾益气、化湿祛痰、清胃泄热之效。再辅以临床辨证，予以不同证型的配穴，标本兼治，疗效更佳。

另外,肥胖症的发病非一朝一夕所致,同时又是由多种因素错杂而成,因而减肥决非一日之功。董杨颖医师通过临床观察,发现针灸疗程长者优于短者,病程短者优于长者,提示早期治疗和延长治疗时间可以提高针刺减肥疗效,并且在治疗同时要配合饮食疗法和运动疗法,以控制热量的摄入,使热量呈负平衡而使体重下降,从而达到减肥的目的。

针刺配合耳穴……治疗肥胖伴胰岛素抵抗

肖青云医师(湖南省湘潭市中医院,邮编:411100)采用针刺配合耳穴治疗肥胖伴胰岛素抵抗,并与单用针刺治疗进行对照观察,疗效较好。

【绝技妙法】

胰岛素对脂肪组织的功能起广泛的调节作用,包括刺激前脂肪细胞分化为脂肪细胞,增强葡糖糖转运和甘油三酯合成,抑制脂肪分解等。当存在胰岛素抵抗时,正常的胰岛素信号传导通路被破坏,使胰岛素调节的葡萄糖摄取和代谢减少,且已经证明脂肪细胞分泌的 TNF-α、FFA、脂联素、抵抗素、瘦素等因子对肥胖患者脂肪组织的胰岛素信号传导通路有重要影响,可见胰岛素抵抗是肥胖的一个重要原因。中医学认为肥胖与脾胃健旺及痰浊有关。治疗上以疏理脾胃、升清降浊为大法。

(1)针刺取穴:主穴首取水道、天枢、丰隆、水分、大横。

配穴:可根据其不同证型进行辨证取穴。脾胃气虚型取足三里、气海;肾阳不足型取关元、太溪;胃肠湿热型取中脘、上巨虚。

行针用泻法,每次留针25分钟,每周3次,12次为1个疗程,共治疗3个疗程。

　　(2) 取穴治疗：在以上针刺治疗的基础上加用耳穴治疗。取穴：每次均取内分泌、脾、胃、大肠、神门。使用时将王不留行籽置于剪好的胶布中央，然后贴压一侧耳穴，每日按压，以饭前15分钟饥饿时按压为主，每隔5日再换另一侧耳穴，如此反复，4周为1个疗程，共治疗3个疗程。

　　结果表明，用针刺配合耳穴治疗肥胖伴胰岛素抵抗能改善脂质代谢和空腹胰岛素、胰岛素敏感性指数，而耳穴治疗肥胖伴胰岛素抵抗可能是通过改善脂质代谢，以此进一步改善脂肪内分泌功能而实现的。

　　针刺穴取足阳明胃经之足三里、天枢、大横，可疏调肠腑，理气通便；丰隆可化痰浊，降血脂；水分为任脉腧穴，功擅分清泌浊，温运水湿；中脘、水道可和胃化湿。诸穴合用，共奏疏脾利湿、化痰和中、化脂降浊之功，从而达到减肥的目的。"耳者宗脉之所聚也"，"十二经脉、三百六十五络，其血气皆上于面而走耳窍"，五脏六腑、皮肤九窍、四肢百骸等部位，通过经络与耳廓密切联系。耳穴压籽法，可以宣畅经络，疏通气机，宣肺化浊，利湿降脂。耳穴治疗不仅无痛苦，无副作用，而且在减肥的同时，某些并发症，如失眠、习惯性便秘、动脉硬化、高血压病、糖尿病、关节炎等也都能随之而愈。耳穴中的内分泌、脾、胃、大肠、神门等具有较好的调整胃肠、内分泌及全身代谢的作用。

体针与耳穴贴压……治疗不同类型肥胖

　　熊莉华等医师（广东省中医院，邮编：510210）采用体针及耳穴贴压治疗肥胖患者，取得较好疗效。

【绝技妙法】

单纯性肥胖可分为中央型肥胖和周围型肥胖，前者又称肥大型肥胖，表现为脂肪堆积在身体中央（躯干及腹部），其对健康的不良后果比周围型更为严重。

(1) 体针针刺

主穴：天枢、承满、中脘、足三里、阴陵泉、气海、腹结、三阴交。

配穴：梁门、丰隆、支沟。

操作：令患者取仰卧位，准确定穴，局部常规消毒后，使用直径0.30mm 华佗牌无菌针灸针，按体形和穴位部位，选长 40 ～ 75mm 毫针，进针得气后，中脘、阴陵泉施行提插捻转补法，丰隆、腹结行泻法，余穴行平补平泻法。然后接 G6805-2 型电针仪，输出频率和强度以患者能忍受为度。留针 20 分钟，每日 1 次，5 天为 1 个疗程。

(2) 耳穴贴压

用胶布将王不留行籽黏贴于耳穴饥点、渴点、口、脾胃、大肠、小肠、肝、肾、内分泌、皮质下、卵巢，每周 2 次，两耳交替贴压。嘱患者每日三餐前、早午餐之间及睡前按压诸耳穴各 1 次，以耳廓发热为度。

(3) 饮食建议：治疗期间勿暴饮暴食，控制饮食，避免进食可乐、炸薯片等不健康的高热量、无营养食物，坚持良好的运动和体力活动。

针刺中脘及承满、天枢、足三里、三阴交等穴具有调胃健脾通腑作用，荡涤肠腹膏脂，配以梁门、丰隆、支沟等穴加强通调脾胃作用。耳穴贴压并定时按压可温和而持久地刺激耳廓消化系统、内分泌系统等相应穴区，加强对上述系统功能的调节作用。实验和临床研究表明，针刺对肥胖症具有影响其神经系统中枢核团、调节脂质代谢及内分泌水平的作用。本研究结果表明，针刺对体重超重或正常,但腰围超标的中央型肥胖者和体重超标的单纯性肥胖者均有明显效果,对避免肥胖引发相关疾病也具有一定作用。

头针胃区与体针结合……治疗单纯性肥胖

宋秀珍等医师(河北省张家口市卫生学校,邮编:075000)采用头针胃区与体针结合治疗单纯性肥胖,并与单纯用体针治疗72例进行对照,疗效明显。

【绝技妙法】

取穴:体针主穴为丰隆、三阴交、公孙。

配穴:兼月经后期者加中极、血海;兼慢性扁桃体炎者加尺泽、鱼际;高血压者加太溪、太冲、阳陵泉;便秘者加上巨虚、支沟、曲池。若属胃热湿阻者加内庭、阴陵泉;肝气郁结者加肝俞、期门、阳陵泉;脾虚湿阻加太白、脾俞、阴陵泉;心脾两虚者加心俞、脾俞、阴陵泉。同时取头针胃区。

操作方法:

(1) 头针选定胃区后,常规消毒,选用26～30号45～75mm不锈钢毫针。针尖与头皮呈30°左右夹角,快速刺入皮下或肌层,然后沿刺激区快速推进到相应的深度。捻转持续30秒至1分钟,留针5～10分钟,缓缓起针后,用消毒干棉球按压针孔片刻,以防止出血。隔日针刺治疗1次。

(2) 体针按所选穴位,以毫针针刺,对实证采用泻法,对虚证采用补法,虚实兼杂证采用攻补兼施法。隔日针刺1次。治疗4周为1个疗程,患者均治疗4个疗程。

对中、重度肥胖及有并发症的患者,头针胃区与体针结合效果较单纯用体针为好。针刺头针胃区,对于胃炎及胃溃疡亦有治疗作用,可能与抑制胃酸的分泌有关。而肥胖病人大多食欲亢进,胃酸分泌过多。另外,值得注意的是肥胖者体重减轻及其后反跳导致的体重增加,这种反复被称为体重循环。这与减肥的程度关系密切。因此,在治疗的前2个疗程中,减肥重量宜控制在15%以内,第3个疗程维持体重,第4个疗程对于仍超重者可继续减肥治疗。患者经过治疗后,食欲有所下降,而调味浓的食物易引起食欲亢进,故应控制盐、糖等调味品,尽量食用清淡的食物。

透刺闪罐与耳穴……治疗单纯性肥胖

华云辉医师(广东省深圳市福田区梅林医院,邮编:518049)运用透刺闪罐与耳穴治疗单纯性肥胖,尤其是腹型肥胖症,能明显地改善肥胖患者的体重、腰臀围,达到降脂减肥目的。

【绝技妙法】

体针主穴:以神阙穴、神阙穴下2寸,神阙穴上2寸为中心,双向旁开3寸分别向任脉方向平直透刺,向上或向下平直透刺,均取双侧。

耳针主穴:内分泌、神门、三焦、饥点。

配穴:肠燥便秘型加曲池、支沟、梁丘,耳穴加肺、大小肠;脾肾阳虚型加太溪、三阴交、公孙,耳穴加脾、肾、脑点;湿困中焦型加中脘、三阴交、阴陵泉、丰隆、梁丘,耳穴加脾、胃、肺、肾、口、脑点;月经不调型加太溪、血海、三阴交、关元,耳穴加卵巢、肾、肝、脾。

操作方法:患者仰卧,局部皮肤常规消毒,用3寸30号华佗牌一次性毫针平透刺至脂肪层,手法小幅度捻转泻法,取得胀感,接通 G6805-B 型电针仪,选择频率为 100Hz,强度以患者耐受度为限的疏密波,配穴均直刺取得酸胀感为度,留针 30 分钟。完毕后用中号玻璃火罐,以闪火法刺激以神阙穴为中心、旁开 3 寸为圆周范围以及脂肪较厚的范围,反复闪罐,直至所刺激部位潮红为度。

前 4 日每天 1 次,以后隔日 1 次,10 次为 1 疗程。2 个疗程后观察疗效。耳穴用王不留行籽贴压单侧耳廓,嘱患者餐前半小时按压耳穴,每穴 1 分钟,以酸胀痛、耳廓微红发热为宜。每 3 ~ 4 日换 1 次,10 次为 1 个疗程。

神阙穴位于腹中,其旁边的气海、关元、天枢、中脘等穴均为调理脏腑气化功能的主要穴位,通过透刺闪火刺激诸穴,起到振奋中阳、升清降浊、水精四布、除湿化痰浊、阴中求阳之妙法,提高健脾降脂之功。现代医学表明:针刺能增强交感功能,调节神经内分泌功能,逆转异常代谢,增强下丘脑 - 垂体 - 肾上腺皮质和交感 - 肾上腺髓质两个系统,调整代谢功能,针刺在脂肪层,加上电针疏密波有节奏的跳动,加速了脂肪的分解。外耳与消化系统功能均受迷走神经支配,刺激耳穴产生某种信号沿迷走神经传递,阻断下丘脑饥饿信息,影响胰岛素值,抑制食欲,产生纳呆感,可以随意拮抗多吃意向,打破促其饮食意向的习惯性反应,对减少饮食的信号建立一个新的条件反应,所以透刺、闪火、配合耳穴治疗,具有取穴少、进针深、得气快、针感强等优势。经此法治疗 3 天后,患者大多食欲降低、排便次数增多、腹胀消失,精力充沛。

【验案赏析】

何某某,女,42 岁。2003 年 5 月初诊。近 6 年来,体重增加明显,身高 161cm,体重由过去（50±1）kg 增至（70±1）kg,较正常体重超重 16kg。5 年前下岗后在家,嗜睡,心烦,喜甜食,月经不规律,舌淡红苔薄白,脉滑。查 BMI:27.02,腰围 95cm,臀围 109cm,为轻度腹型肥胖。考虑为肝郁犯脾所致脾胃功能失调,治疗以疏肝健脾、化痰浊除湿为主。

取神阙穴以及其上下各2寸为中心,双侧旁开3寸分别向任脉平透直刺,向上或向下平透直刺至脂肪层。配梁丘、三阴交、足三里,主穴接 G6805-B 型电针仪疏密波,以患者耐受为度。留针30分钟后用闪火罐以神阙为中心,旁开3～4寸圆周范围,以及腰臀部脂肪较厚处反复闪罐,直至所刺激部位潮红为度。耳针取肝、脾、内分泌、神门、三焦、饥点、大小肠、卵巢、肾、皮质下,经体针治疗2个疗程,耳针1个疗程后,体重下降8kg,腰围87.1cm,臀围100.2cm,BMI:23.9。随访半年,体重维持在(59±1)kg。

耳穴贴压加经络减肥仪……治疗单纯性肥胖

周云英等医师(福州市鼓楼区中医院,邮编:350001)用耳穴压药疗法加经络减肥仪局部按摩、理疗治疗单纯性肥胖女性患者,疗效满意。

【绝技妙法】

肥胖症的原因比较复杂,与体质、年龄、饮食习惯、遗传、劳逸等因素有关。治疗肥胖的基本原则是使人体需要的能量较长时期继续维持于一种负的平衡状态。

(1) 选用耳穴有口、食道、胃、大肠、小肠、饥点、脾、肺、肾上腺、内分泌、交感、皮质下、便秘点、三焦、神门等。

操作:取 0.6cm×0.8cm 见方胶布,将光滑饱满的王不留行籽贴于胶布上,用血管钳送至耳穴,贴紧后加压力,使患者感到酸、麻、胀、痛或发热。要求患者早、中、晚饭前半小时按压耳穴,以耳部出现热、胀、麻、痛感为宜。

根据肥胖程度、临床症状选穴治疗，每次单侧主穴必贴，配穴1～3穴，3天更换1次，10次为1疗程，一般治疗3个疗程。

(2) 经络减肥仪局部按摩方法：用电极片放在腹部、臀部、大腿等脂肪容易积聚的部位，用松紧带固定后根据每个患者最大的耐受能力，从小到大调节相应的强度，促使肌肉有节奏地收缩，促进血液循环，增加局部的脂肪代谢。

操作：每次治疗时间60分钟，每天1次，10次为1疗程，第2个疗程隔天理疗1次，第3个疗程3天理疗1次，一般按摩理疗3个疗程。

耳穴刺激加经络减肥仪的按摩可起到两种作用：一是可激发人体内部反馈作用，使有关组织（系统）活动增强，新陈代谢加快，从而使体内蓄积过剩的脂肪组织内的三酸甘油酯逐步转换为能量，而使脂肪组织减少，体重减轻；二是可调整胃肠系统的机能，肥胖患者多有食多、饥饿感、大便秘结等症状，神门穴有抑制胃肠蠕动作用，大肠、肺等穴有通畅排便作用，这样既限制了饮食的摄入，又促进了代谢物的排泄，也减少了一部分营养物质的再吸收，从而起到减肥作用。

针灸结合饮食······治疗单纯性肥胖

黄瑾医师（辽宁中医药大学附属医院，邮编：110032）采用中医针灸疗法结合饮食调配治疗单纯性肥胖患者，获得了较为满意的疗效。

【绝技妙法】

中医认为，肥胖的发生多因胃、肠、肝、脾等脏腑功能失调所致，而肥胖症多为本虚标实，本虚主要以气虚为主，兼见阴虚、阳虚，病位以脾为主,标实以痰浊为主,可兼气滞、血瘀。

(1) 体针疗法

主穴:大横、天枢、三阴交、足三里、曲池、关元、血海、梁丘。

配穴:胃肠蕴热甚者加内庭、上巨虚、丰隆;脾虚痰湿者加内关、水分、三阴交、支沟;脾肾气虚者加肺俞、脾俞、气海、太溪;肝郁气滞者加肝俞、合谷、太冲;男性腰围大于 90cm, 女性腰围大于80cm 为腹性肥胖,加中脘、气海、滑肉门、带脉、大巨;大腿肥胖加髀关、伏兔;小腿肥胖加阳陵泉、下巨虚;局部过于肥胖者可加阿是穴。

针法:行提插捻转手法,留针 30 分钟,隔日 1 次,15 次为 1 个疗程,休息 15 天后继续下 1 个疗程。

(2) 饮食疗法

首先保证正常的一日三餐及规律的进食时间,早餐必须吃,午餐在下午 2 点钟以前进食,入睡前 2 小时不要进食。早餐:1 ～ 2 个鸡蛋或其他禽蛋,1 杯无糖豆浆或脱脂牛奶;或少量燕麦粥、全麦面包、玉米、红薯等。午餐:蒸、煮、熏、酱的瘦肉制品,或豆制品,配合可以生吃的蔬菜。晚餐:可以生吃的蔬菜、苹果。

禁任何零食、饮料、油炸食品。进食阻止脂肪吸收的食物如高纤维的碳水化合物,在脂肪被身体储存之前,帮助其进入消化系统,如苹果、杏、梨、菠萝、芦笋、绿豆、小扁豆、红薯、燕麦粥、面包(最好全麦面包)、荞麦、玉米,和帮助脂肪燃烧的食物,如鸡蛋或蛋制品、瘦肉、去脂牛奶、去皮鸡肉或火鸡、去脂或低脂奶酪、豆腐或豆制品、去脂或低脂的酸奶酪。

(3) 巩固治疗

穴位埋线治疗:脾虚湿阻型,取天枢、脾俞、丰隆、足三里、阴陵泉、三阴交、中脘、水分、大横、滑肉门;胃肠实热型,取胃俞、足三里、内庭、曲池、中脘、下脘、公孙、上巨虚、下巨虚、关元;

脾肾阳虚型,取脾俞、肾俞、三阴交、气海、足三里、关元、天枢、阴陵泉、水分。每次依辨证取 5 ~ 6 个穴位进行穴位埋线,并根据患者不同情况加埋阿是穴。2 周埋线 1 次,4 次为 1 个疗程。

轻度肥胖治疗 1 个疗程,中度及重度肥胖治疗 2 ~ 3 个疗程。结果:显效 92 例(占 42.01%),有效 119 例(占 54.34%),无效 8 例(占 3.65%),总有效率达 96.35%。

应用针刺减肥取足阳明胃经、足太阴脾经、足太阳膀胱经、任脉等经脉之穴位,以健脾除湿、调和营卫、通利三焦,使水湿得以正常排泄,从而恢复正常的水液代谢功能及大肠传导功能而获得满意疗效。

临床发现,在针灸治疗疗程结束后进行穴位埋线治疗,可以有效地巩固治疗效果,并使体重继续缓慢下降。而且有些没有时间或惧怕疼痛的患者,也可以直接采用这种治疗方法。很多女性在针灸减肥某一时段出现体重不减或略有反弹,此时多为月经将至,体内的性激素变化而导致钠水潴留等原因所致,因此在此时间段内,可暂缓治疗几天,切忌操之过急。

针刺配合刮痧……治疗单纯性肥胖

吴军君等医师(广东省深圳市宝安区中医院,邮编:518133)采用针刺配合刮痧治疗单纯性肥胖患者,疗效较满意。

【绝技妙法】

针刺取穴中脘、足三里、天枢、三阴交、丰隆、水道等,均为双侧。

配穴:辨证分为脾虚湿盛、胃腑实热、肝气郁滞和脾肾阳虚 4 型。脾虚湿盛型配丰隆、三阴交;胃腑实热型配内庭、曲池;肝气郁滞型配太冲、期门、侠溪；脾肾阳虚型配关元、照海。

操作方法：使用华佗牌 28 号不锈钢毫针，患者取仰卧位，常规消毒进针，平补平泻，中等强度刺激，接通 6850-1 型电针仪，调至疏密波，电流强度以患者能耐受为度，留针 30 分钟。每天治疗 1 次。

刮痧以背部膀胱经背俞穴为主，以皮肤潮红为度，每周 2～3 次。

患者均要求低脂、低盐、低糖、高蛋白饮食，饥饿感明显时，可吃含膳食纤维丰富的食品如蔬菜，或水、豆制品等，治疗 1 个月。

针刺配合刮痧治疗单纯性肥胖，疗效确切，见效快、费用低，而且操作性强，无副作用，较药物减肥更有优越性，易于在临床推广。

脾胃功能失常是单纯性肥胖的主要病机，以健脾和胃、行气化痰为治疗原则，主要选中脘、足三里、天枢、三阴交、丰隆、水道等穴位。背俞穴是脏腑气血输注于背部的穴位，因此，通过刮痧就可以调理相应脏腑的功能，主要取胃俞、脾俞、肝俞、胆俞、大肠俞。

现代研究表明，针刺可增强 VMH 的兴奋性，有效控制亢进的食欲，对大鼠的血清瘦素和下丘脑瘦素水平也有良性的调节作用。针刺一方面能抑制亢盛的食欲，抑制亢进的胃肠消化吸收机能，减少食物的摄入；另一方面又能促进能量代谢，增加能量消耗，促进脂肪的动员与分解，故可达到减肥的目的。

针刺配合腹部按摩……治疗单纯性肥胖

肖　伟医师（安徽中医学院附属针灸医院，邮编：230061）采用针刺配合腹部按摩治疗单纯性肥胖，取得了较好的疗效。

【绝技妙法】

中医学认为，肥胖形成的原因主要与过食肥甘厚味及先天禀赋有关。《素问·通评虚实论》指出"肥贵人，则膏粱之疾也"，《素问·奇病论》说"必数食甘美而多肥也"。在病机方面,肥胖病的形成主要与脾胃之气盛衰有关,正如李东垣在《脾胃论》中所说:"脾胃俱旺,则能食而肥;脾胃俱虚,则不能食而瘦或少食而肥,虽肥则四肢不举。"因此,治疗时注重从脾论治,以健脾为根本。

(1)针刺法:取双侧足三里、三阴交、阴陵泉、丰隆、水分、天枢。足三里、三阴交、阴陵泉施以补法,丰隆、水分、天枢施以泻法,中度刺激量,留针30分钟。每周治疗3次,2个月为1个疗程。

(2)腹部按摩法:医者用手掌心紧贴患者腹部,沿顺时针及逆时针方向分别轻柔按摩10分钟,均匀着力,使患者腹部微微变红发热。此法每周3次,2个月为1个疗程。

足三里是胃的下合穴,三阴交为足三阴经的交会穴,天枢为大肠的募穴,丰隆是胃的络穴,以上穴位对脾胃功能均有明显的调节作用,可抑制食欲,抑制胃肠道蠕动;阴陵泉、水分为利水减肥之要穴。腹部按摩通过物理作用,达到理气通便、消积化脂的功效。针刺与按摩合用,达到健脾减肥之目的。

针刺结合电脑中频电疗法……治疗单纯性肥胖

杨璀健等医师(广东省中山市中医院,邮编:528400)采用针刺结合电脑中频电疗法治疗单纯性肥胖,疗效明显。

【绝技妙法】

(1)针刺取穴:中脘、梁门(双)、天枢(双)、大横(双)、水道(双)、气海、关元、带脉(双)、足三里(双)、三阴交(双)、曲池(双)、支沟(双)。

操作方法:患者平卧,用0.35mm×40mm毫针,直刺穴位1~1.2寸。操作时根据患者脂肪厚度,将毫针准确刺入皮下脂肪层,针刺得气后用 G8602-Ⅱ型电针仪连接针柄,选用连续波,频率 12Hz,电流强度以患者能耐受为度,留针 30 分钟。

(2) 物理治疗:采用电脑中频电疗仪,将 2 片 1 号电极板对称置于双侧天枢穴,2 号电极板置于腰部两侧,选用处方 1,电流开至患者最大耐受强度,每次 20 分钟。每日 1 次,30 日为 1 个疗程。疗程间休息 3～5 日。

治疗期间嘱患者低糖、低脂、低热量饮食,多吃蔬菜和粗粮,并选择以大肌群参与的动力型、节律性有氧运动,如快步走、骑自行车、游泳等。

单纯性肥胖患者治疗的关键是控制饮食及清胃肠之实热。取天枢、梁门以疏导阳明经气,通调肠胃,使其有利于饮食的吸收及排泄;中脘是胃之募穴,为腑会,刺之可改善亢进的脾胃功能,使其调节有度;大横属足太阴脾经,可调理肠胃,通畅腑气;胃火过旺,壮火食气,使脾肾阳伤,阴阳失调,故选关元、气海补益脾肾,鼓舞人身阳气;水道泻脾经痰湿;足三里是阳明经合穴,能清胃肠腑热,配三阴交可泻阳明、太阴之湿,助脾胃运化输布;支沟能理气清热,曲池为大肠经合穴,能疏泄大肠之热,两穴合用可降逆通便。以上腧穴相配,共奏清湿热、化痰浊、调脾胃、抑食欲之功。电脑中频电疗法可以促进局部血液循环,使局部组织血管扩张,血流量增加,血流加速,皮温增加,促进肠蠕动,加速体内代谢产物排泄。针刺与电脑中频电疗相结合又可以达到作用持久的目的。

临床观察表明,针刺结合电脑中频电疗法治疗单纯性肥胖患者各项肥胖指标改善明显,特别在治疗前后腰围值的变化,其差异有非常显著性意义。此种方法特别适用于妇女产后肥胖及腰腹肥胖明显者,年龄小者效果优于年龄大者,体重指数越高,效果越明显。

针刺火罐······治疗单纯性肥胖

栗滢波医师 (黑龙江省大庆市人民医院 , 邮编 :163316) 采用针灸火罐为主治疗肥胖患者，均取得了较好疗效。针灸并火罐以其操作简便、毒副作用少、疗效确切且持久、经济方便等优势被广大肥胖患者所接受。

【绝技妙法】

中医学认为肥胖多因饮食不节，过食肥甘厚味且多逸少劳而营养过剩，蓄积于皮肤而成肥胖；也可因怒伤肝，肝胆失调，肝气横逆乘脾，脾失健运；或经产不调，气滞血瘀，冲任不和，致水湿内停，痰浊不行，浇灌腠理，发为肥胖。另外，脾胃气虚，运化失职，湿聚成痰，痰湿流注肌肤也可形成肥胖。本病发生与脾胃肝三脏有关，故取穴以阳明经、太阴经的穴位为主。

治疗遵照中医基本理论，辨证施治取穴治疗。

主穴：中脘、天枢、足三里、三阴交。

配穴：胃肠湿热型，患者形体肥胖，食欲旺盛，大便秘结，舌红苔黄，脉数滑，取穴曲池、支沟、二间、上巨虚、内庭；脾虚湿阻型，患者形体肥胖、疲乏无力、肢体困重、纳少腹胀、便溏尿少，下肢时有轻度水肿，舌淡胖有齿痕、苔白腻、脉缓，取梁门、阴陵泉、水分、气海、足临泣；肝气郁结型，患者形体肥胖、胸脘胀闷、时而作痛、烦躁易怒、妇女乳房胀痛、月经不调、舌苔薄白、脉弦。

操作方法：体针加电针并火罐。

①体针法：采用 35 号 1.5 寸毫针，在所选穴位上用 75% 酒精常规消毒后进针，行提插捻转手法，得气后接电针，用连续波，频率为 10 次 / 秒，连续治疗 10 次为 1 个疗程，间隔 3 天进行下 1 个疗程。

②火罐法：采用大号和中号玻璃罐，用闪火法将罐吸附于腹部、腰部及大腿部等肌肉丰厚的部位，留置 15～20 分钟，隔日 1 次，10次为 1 个疗程。

在治疗同时要配合饮食疗法和运动疗法。饮食提倡高蛋白、低碳水化合物，以控制热量摄入，使热量呈负平衡而使体重下降。运动疗法提倡有氧锻炼，每天坚持半小时以上，以增加热量的消耗，达到减肥的目的。

中脘为胃的募穴，八会穴之腑穴；天枢为大肠的募穴；足三里为足阳明胃经之合穴，可调补脾胃之虚，扶助胃气；三阴交为足太阴脾经、足少阴肾经合足厥阴肝经交会之处，可调补三阴。以上 4 个穴位为主穴，合用具有健脾益气、化湿祛痰、清胃泻热、疏肝理气之效，再辅以临床辨证，予以不同证型的配穴，标本兼治，疗效更佳。

本病患者以女性为多，特别是经产妇或绝经期长期口服避孕药者，这是与女性生理较易发生内分泌紊乱有密切关系的。针灸、火罐治疗肥胖病是对多种器官、组织以及多种代谢途径的综合作用。针灸有调整肥胖患者脂肪代谢紊乱的作用。拔火罐通过复压作用，可引起皮下脂肪代谢加快，从而达到减肥的目的。

针刺、拔罐配合耳压……治疗单纯性肥胖

王德梅等医师（大庆市让胡路区人民医院，邮编：163712)采用针刺、拔罐配合耳压治疗单纯性肥胖，疗效满意。

【绝技妙法】

肥胖病的病机主要与脾胃之气盛衰有关。说明嗜食肥甘厚味、甜腻之品可以引起肥胖，而脾胃功能失调是肥胖的病理基础，故在

临床取穴多以脾胃经穴为主。

(1) 针刺取穴

体穴：中脘、天枢、关元、带脉、腹结、滑肉门、大横、足三里。

配穴：胃肠实热配内庭、上巨虚、曲池；脾虚痰湿配丰隆、支沟、三阴交；肝气郁结配太冲、行间、侠溪。

伴随病配穴：伴高血压配风池、太冲；伴冠心病配内关、脑中、心俞、厥阴俞；伴高脂血症配足三里、太白、阳陵泉。

操作方法：体针腹部天枢用75mm毫针进针平刺，针尖朝向水道穴；足三里用40mm毫针直刺25～35mm，其余俞穴辨证施以补泻手法，补虚泻实。得气后，分次取2对主穴，将针柄接G-6805型针灸治疗仪，强度以患者能耐受为度，通电20分钟，其余穴留针25分钟，其间行针1～2次，每次1～2分钟。每周针3次，1个疗程为4周，总疗程观察时间为12周。

(2) 拔罐

以背部督脉和膀胱经为主，采取闪罐、走罐、着罐，以皮肤潮红为度，一般留罐8～10分钟，每周3次。

(3) 耳压疗法

耳穴：口、饥点、渴点、胃、脾、三焦、神门、脑。便秘加大肠；月经不调加子宫、卵巢。

每次取耳穴5～6个，用75%酒精常规消毒耳廓，将王不留行籽置于胶布中间，贴于上述耳穴，左右耳交替。春夏季隔日换1次，秋冬季1周换1次。饭前30分钟按压诸耳穴3～5分钟，以耳热为度。

针刺配合拔罐、耳压，一方面能够抑制患者过亢的食欲，抑制亢进的胃肠道消化吸收机能，从而减少能量的摄入；另一方面可以促进能量代谢，增加能量消耗，促进脂肪的动员与分解，最终达到减肥效应。本观察结果表明，针刺、拔罐配合耳压治疗单纯性肥胖具有较好的疗效，随访半年无反弹；治疗2个疗程和3个疗程比治疗 1 个疗程疗效好；没有肥胖家族史的疗效比有肥胖家族史的疗效好；春夏两季治疗的疗效比秋冬两季治疗的疗效好。

针刺加熏脐灸……治疗脾虚型单纯性肥胖

廖 岩医师 (广州中医药大学 , 邮编 :510405) 采用熏脐灸加针刺治疗脾虚型单纯性肥胖患者 , 疗效满意。

【绝技妙法】

古人云"肥人多痰湿" , 治疗上应以调理脾胃治其本 , 温化痰湿治其标。脐又名神阙 , 从经络学说讲 , 神阙穴属任脉 , 任脉为阴脉之海 , 达心肺 , 中经脾胃 , 下联肝肾 , 与阳脉之海督脉共同调整人体的阴阳。从解剖学上讲 , 脐部是腹壁关闭最晚之处 , 皮肤薄嫩 , 神经血管丰富 , 其深部为网膜和小肠 , 浅层布有第十肋间神经的前皮支、腹壁浅动静脉的吻合网 , 深层有腹壁上下动静脉支 , 并靠近腹腔、盆腔内支配所有腹腔和盆腔的脏器和血管的植物神经的主要神经丛、神经节。另外 , 脐部表皮角质层最薄 , 屏障功能最弱 , 脐下又无脂肪组织 , 皮肤黏膜与腹膜直接相连 , 故药物渗透力强。将药饼敷于脐部 , 并给予适当的刺激 , 药力就可以通过脐部浅薄的皮肤进入丰富的动静脉网络系统。因此 , 廖岩医师对脾虚型单纯性肥胖患者施以熏脐灸的方法 , 以期温运脾阳 , 温化痰湿 , 改善其脾虚症状并达到减肥疗效。

(1) 针刺

主穴 : 关元、气海、天枢、大横、水道、足三里、阴陵泉、三阴交。

配穴 : 水湿内停加水分、阴交、丰隆；脾肾两虚加肾俞、关元俞、气海俞。针刺得气后留针 30 分钟 , 并每 7 ~ 8 分钟行针 1 次。每周治疗 2 ~ 3 次。

(2) 熏脐灸：取上穴针刺得气后，用所选药物制成的药饼（药物组成：熟附子、干姜、吴茱萸、苍术、泽泻、茯苓、丁香、肉桂、川芎，上药各3份，白胡椒1份。上药研极细末，备用。治疗时取用5～6g药末，用藿香正气水调匀成饼）贴敷于脐，上置大艾炷（大如橄榄）熏灸2壮，共25～30分钟，每周2次。平时嘱患者将药饼贴于脐上，晚上用热水袋外敷，隔日1次，每次2小时。总疗程为24次，其间可适时休息7～10天。

治疗后一些患者在前一阶段获得明显疗效之后，会出现一个平台期，可能与穴位疲劳或患者本身重视程度下降有关。此时可休息7～10天，再继续治疗。经过对其中一些患者的随访发现，采用熏脐灸的方法对调整患者体质具有明显的远期疗效，尤其在对患者加以饮食运动方面的指导之后疗效更佳。临床中还发现，经本法治疗后，患者腹胀、大便不调、疲乏无力、食欲下降、月经不调等症状改善最为明显，面部痤疮、口唇、肤质肤色也都明显改善。

熏脐灸以补气健脾温阳、祛湿化痰消浊的作用来达到改善单纯性肥胖脾虚症状的目的，其疗效优于同类报道的单纯针刺组。其原因可能是熏脐灸多了针刺所没有的温通经络、祛湿逐寒、温化痰湿的优势。

快速针刺加推拿······治疗单纯性肥胖

宋少军等医师（山东省中医药高等专科学校，邮编：265200）采用快速针刺加推拿方法对单纯性肥胖患者进行治疗，效果较好。

【绝技妙法】

中医学认为，脾主运化升清，当脾运化水谷精微的功能减退，则机体消化吸收功能失常，导致水谷在体内停滞，不能化生机体所需要的精微物质，而产生痰湿饮等病理产物，这些产物在体内蓄积而造成肥胖。因此，脾失健运、痰湿内聚是引起肥胖的最基本病机。

治疗原则：健脾、利湿、化痰，减低胃摄食量，加速胃肠道排空，促进体内脂肪代谢。

(1) 针刺取穴：足三里、中脘、气海、丰隆、天枢、三阴交、上巨虚、阴陵泉、梁丘、太白、公孙、水道、归来、曲池、内关、阴交等。

操作方法：选用 28 号 2 寸一次性无菌针灸针，中脘、气海、阴交、天枢、水道、归来、足三里、上巨虚、阴陵泉诸穴直刺 1 ~ 1.5 寸，丰隆、三阴交、太白、公孙、曲池、内关、梁丘直刺 1 ~ 1.5 寸，腹部诸穴快速进针到位后即出针，其余穴针后施捻转泻法 2 秒内出针。视病者肥胖程度及全身情况交替配穴，每次选 15 ~ 20 个穴。

疗程：20 次为 1 个疗程。第 1 个疗程每日 1 次，第 2 个疗程前 10 次隔日 1 次，后 10 次隔 2 日 1 次，2 个疗程间隔 7 ~ 10 天。

(2) 推拿：中脘、气海、阴交、天枢、水道、归来主要施用掌摩法及运八卦法，足三里、丰隆、三阴交、阴陵泉、梁丘、太白、公孙、曲池、内关、上巨虚主要施用一指禅法，要求手法要由轻至重，以病人能耐受为度，以推拿部位皮肤微热微红为佳，每次推拿 15 ~ 20 分钟。

临证加减：易饥饿者重泻足三里；产后肥胖重泻气海；肠燥便秘者重泻天枢；自动肥胖者重泻丰隆；月经不调者加地机、血海；气滞湿阻者加水分、关元；腰背部肥胖者配合捏脊及推背法治疗。

注意事项：同针刺推拿一般注意事项外，其一是饮食控制，建议在减肥期间多食蔬菜及粗纤维食物，适量控制零食及高脂肪、高糖类饮食以及醇酒辛辣食品，特别应控制晚餐的数量和质量。其二是运动，建议每日至少要完成 1000m 步行或慢跑或等量的其他有氧运动，但不主张做较大强度的仰卧起坐运动。

针刺推拿的配穴原则：一是调节脾胃两经为主，达到标本兼治之功。足三里、中脘、天枢能补益脾胃，清热利湿化痰。二是丰隆化痰，气海、阴交、水道、归来、阴陵泉、三阴交为化湿利水要穴，对通便利水促使痰湿饮排空有益。上述诸穴大多是脂肪组织集中聚集的部位，刺激上述诸穴，可使局部血循环加速，而局部血运障碍改善又促使脂肪转化为可代谢产物，从而被机体排除体外。

七、中西医结合治疗肥胖

中药综合治疗小儿肥胖

张润秋医师（天津医科大学第二医院，邮编:300211）用中西结合疗法治疗肥胖儿童及厌食儿童，肥胖儿在治疗后体重明显减轻；厌食儿在治疗8周后食欲、食量明显增加，治愈好转率占93%。

【绝技妙法】

控制饮食：供给现在标准的60%～80%热卡，蛋白质占30%～35%，脂肪占20%～25%，碳水化合物占4%～45%。

加强运动量：要求双亲鼓励运动，并陪伴进行，减少睡眠时间（应保证每日8小时睡眠时间）。

中药：益气养阴，腻胃消脂肪。方剂：黄精、生地、石斛、丁香、草蔻、木瓜、茴香、白矾面，每日1剂，分2次服，共8周。

治疗单纯性肥胖以前多用限制饮食等方法，儿童因多有饥饿感而难以坚持，本文加用中药治疗收到较好的效果。明显表现出服用中药治疗后小儿食欲容易满足，比较容易坚持规定的饮食标准和体力活动。本中药共8味，具有益气养阴、腻胃消脂肪的作用。

此方不但可使多食、食欲亢进的现象明显好转，而且可以降低血糖，降低高胰岛素血症，减少脂肪堆积并促使周围脂肪分解，又无其他减肥药副作用，反而有温中降逆、温胃散寒、健脾燥湿、改善胃肠功能的作用。

调肝泻火汤与西药……治疗肥胖并月经紊乱

王智明医师 (湖北省襄樊市中医院 , 邮编 :441000) 采用中医调肝泻火法配合二甲双胍治疗肥胖并月经紊乱症 , 取得了较好疗效。

【绝技妙法】

中医认为 , 肥胖并月经不调多属痰证范畴。而肝的功能失调可导致气血津液代谢失常 , 痰浊瘀血内生 , 继而出现肥胖病。所以肥胖并闭经当从肝、从痰论治。调肝泻火汤不仅能清肝泻火 , 而且能逐瘀消痰。

治疗方法 : 全部病例均予二甲双胍 0.25g, 每天 3 次 ; 另服中药调肝泻火汤 (由柴胡、丹皮、大黄等组成), 温开水冲服 , 每次 125ml, 每天 2 次。观察治疗 4 个月。

对血糖、空腹胰岛素、胰岛素敏感性指数的影响治疗前后对比 : 患者空腹胰岛素水平、餐后 2 小时血糖明显下降 , 胰岛素敏感性指数明显增加 ($P<0.05$)。提示本疗法能改善肥胖者的胰岛素敏感性、降低空腹胰岛素水平、改善糖代谢 , 可治疗胰岛素抵抗。

对体重指数、腰围、脂代谢、血压的影响治疗前后对比 : 患者体重指数明显下降 , 腰围明显减小 , 总胆固醇水平明显下降 , 舒张压明显下降 ($P<0.05$)。表明本法能减肥 (特别是中央型肥胖), 同时能降低舒张压。肥胖者中 , 25% 有高胰岛素血症 , 女性患者可引起闭经和不孕。

研究显示 , 此类患者血胰岛素水平及睾酮水平较高。胰岛素可与卵巢的胰岛素样因子生长受体结合 , 使卵泡膜细胞合成过多的雄激素,囊泡成熟受阻,不能排卵与行经。二甲双胍可降低餐后血糖水平,降低对胰岛素分泌的刺激使卵巢合成雄激素减少,LH水平下降,恢复垂体卵巢功能,因此可被用于治疗多囊卵巢综合征。

结果证明,本方有减轻体重、显著降低FFA(游离脂肪酸)和TG(甘油三酯)水平的作用,并可升高胰岛素敏感性指数,改善糖耐量,降低空腹血浆胰岛素和TNF-α水平。本疗法不但可控制患者体重、减轻肥胖,而且可降低患者的胰岛素及睾酮水平,逆转月经失调,其作用可能是通过增加胰岛素敏感性和糖利用而实现的。

综合治疗儿童单纯性肥胖

熊　磊医师(云南中医学院,邮编:650200)针对儿童单纯性肥胖的原因,提出单纯性肥胖的综合治疗方案,即饮食、运动、行为、心理、中医中药疗法配合,患儿、家长、医生社会共同参与,并从临床角度证实该方案的可行性。

【绝技妙法】

1. 饮食疗法

(1)合理选择食物,控制热量:防治肥胖应从母亲怀孕时即开始,在孕期、哺乳期中应营养合理,适当运动,否则营养过剩易造成婴儿肥胖。提倡让肥胖儿多吃一些体积大而热量少的食品,如各种蔬菜、水果:冬瓜、茭白、魔芋、萝卜、白菜、竹笋、黄瓜、莴苣、西红柿、苹果等。

(2)科学地安排进食:根据小儿每天的活动量和规律,合理安排"一日三餐",早餐占全天饮食量的35%,中餐占45%,晚餐占20%,在正餐之外不吃零食。

2. 运动疗法

选择全身性强度低的运动项目为宜，如散步，小步快走，打羽毛球、乒乓球，跳绳，拍皮球，爬楼梯，游泳等。

3. 行为治疗

控制孩子零食，让孩子吃饭时细嚼慢咽，尽量延长进餐时间，餐具应用浅碗或小盘子。用餐完毕，立即撤走饭菜，以免小孩多食。不向肥胖儿提供额外高热量食物。

4. 心理疏导

对肥胖儿应进行耐心细致的心理疏导，帮助其克服自卑心理，增强信念，从而建立正常的人际交往。

5. 耳压疗法

耳压疗法治疗肥胖症具有经济、安全、方便、疗效肯定等优点，较易为儿童所接受。

主穴：内分泌、神门。

配穴：大肠、口、胃、肺、贲门、三焦。将王不留行籽用胶布贴于上述耳穴，压之使产生酸、麻、胀感。每次1个主穴配1~2个配穴，每周换1次，10次为1个疗程，两耳交替使用。

【常用方药】

肺脾气虚型：肥胖、面色苍白，稍活动即气喘吁吁，疲乏，汗多恶风，反复感冒，舌质淡，苔白滑，脉细无力。治疗当健脾益气、祛风利水。防风通圣散合防己黄芪汤主之。常用药物：防风、荆芥、薄荷、当归、白芍、川芎、白术、栀子、大黄、防己、黄芪、制首乌、山楂、泽泻、茵陈、草决明、葛根等，水煎服，2日1剂。

痰湿内阻型：肥胖，胃口好，不好动，呼吸短促，鼾声较大，痰多，舌苔白润，脉滑。治宜燥湿化痰，利水除湿。温胆汤合平胃散、泽泻汤主之。常用药物：半夏、陈皮、茯苓、枳壳、竹茹、青皮、厚朴、苍术、白术、泽泻、槟榔、大黄、焦山楂、白芥子等。水煎服，2日1剂。

【验案赏析】

张某，男,7岁,1996年7月就诊。患儿身高110cm,体重40kg,超过正常标准体重的82%,属重度肥胖。其父较胖,喜喝酒,家中常备零食及煎炸香燥之品。喜食动物油,患儿自3岁后体重一直超标。平素胃口较好,自6岁以来,平均每日2kg饭,并且爱吃肥肉和零食,进食速度较快。家住郊外,乘车上学,体育考试不及格。晚上吃饭较晚,饭后做完作业就上床睡觉,活动量较少。就诊所见:形体肥胖,动作不灵活,面色正常,呼吸短促,鼾声较大,大便2日1次,苔白脉滑,辨证为痰湿内阻型。

嘱家长逐步减少患儿每餐进食量,控制在每日1.2kg,家中不备零食,用植物油炒菜,减慢进食速度,三餐之外饥饿时吃苹果、喝牛奶等,每日晚饭后骑车5km。并采用耳压疗法,1周1次。中药以温胆汤合平胃散加味。处方:半夏10g,茯苓15g,泽泻10g,枳实10g,白芥子6g,苍术10g,白术10g,山楂15g,厚朴10g,青皮10g,槟榔10g,草决明15g,水煎服,2日1剂。治疗1个月后体重减轻4kg,3个月后体重减至30kg。目前已停中药,但继续其他疗法,随访1月来体重平稳下降,每周0.3kg。

【按语】快速减肥有害无益,只有缓慢稳定的减轻体重,才能获得减肥和不再长胖的效果。当减肥取得明显效果时,这只是一个良好开端,要保护已有成果还需持之以恒,以逐步达到健康体重,否则将前功尽弃。

八、其他疗法治疗肥胖

磁极针……治疗单纯性肥胖

潘小红等医师(徐州市第三人民医院,邮编:221005)采用磁极针治疗单纯性肥胖患者,取得满意疗效。

【绝技妙法】

治疗取穴:中脘、天枢、水分、气海、关元、梁丘、足三里、上巨虚、三阴交、公孙、曲池、支沟。

加减:若腹部肥胖较甚者加梁门、水道、腹结;腰部肥胖较甚者,加带脉穴、带脉穴上2寸阿是穴、带脉穴下2寸阿是穴;上肢肥胖较甚者,加臂臑、臑会;下肢肥胖较甚者加伏兔、箕门、血海、承筋、承山。

操作:采用1.5～3寸长磁极针治疗,对照组用1.5～3寸长针灸普通不锈钢毫针治疗。患者取仰卧位,常规消毒后进针,反复重插轻提,大幅度快速捻转,以产生较强的酸麻胀感,得气后接G6805型电针仪。腹部肥胖较甚者,电针接在天枢与水道穴上;腰部肥胖较甚者,电针接在带脉穴及带脉穴上2寸阿是穴处;下肢肥胖较甚者,电针接在伏兔与承筋上。

采用连续波,电流量以患者能耐受为度,留针30分钟,隔日1次,15天为1个疗程。

祖国医学将肥胖症称为"肥满",饮食不节是肥胖形成的重要原因。本疗法中，中脘、天枢、关元分别为胃经、大肠经及小肠经的募穴；梁丘、公孙分别为胃经郄穴、脾经络穴；合谷、支沟、气海分别为大肠经、三焦经之原穴；足三里、曲池分别为胃经、大肠经的合穴；上巨虚为大肠经的下合穴；三阴交为肝、脾、肾三条阴经交会穴。上穴同用，具有健脾化湿、化痰消脂、清胃泄热、降脂减肥的作用，使脂肪转化为水湿、痰脂随大便而去。

采用磁极针治疗单纯性肥胖，磁极针产生磁场，磁力线穿透穴位，作用于经络，发挥针刺和磁场功能，能促进机体新陈代谢，加快肠蠕动，增强胃排空能力。在针刺基础上，磁力线对穴位的直接作用能调整脂类代谢过程中各种酶的活性，从而达到调节脂类代谢的作用。针刺与磁疗合用增强了健脾通腑化痰降浊的功能，配合脉冲电流，激发腧穴特性与人体生物电的耦合作用，促进脑部循环，改善组织供血供氧，产生远期效果，二者协同作用，抑制胃肠蠕动，促进新陈代谢，消耗多余的脂肪，从而达到减肥健身的疗效。

【验案赏析】

尤某，男，23岁，会计，2004年7月2日就诊。主诉：从小学五年级时开始发胖，父母偏胖，曾吃减肥药3个月，体重减轻约7.5kg，停药后体重迅速增加。近1年来，行走困难，动则气喘，曾进行爬山、跑步等运动锻炼，但坚持3个月，体重未降。现患者体重112kg，身高170cm，纳谷香，睡眠好，舌淡胖，苔薄白，舌边有齿痕，脉沉滑。腹部、四肢均胖甚。取穴：中脘、天枢、水分、气海、关元、水道、腹结、带脉穴、髀关、伏兔、风市、足三里、丰隆、三阴交、公孙、臂臑、臑会、曲池、支沟、合谷。用1.5~3寸磁极针治疗，进针后行重插轻提，大幅度快速捻转，产生酸麻胀感，得气后接G6805型电针仪，每次30分钟。1个疗程后，体重下降至102kg；2个疗程后体重降至96.5kg；3个疗程结束时，患者体重降至92kg，走路及运动时无气喘，胸闷心慌亦消失。

刃针……治疗单纯性肥胖

李健医师（江苏省无锡市中医院，邮编:214001）采用刃针治疗单纯性肥胖43例，取得了满意的效果。

【绝技妙法】

刃针是近几年研制出的一种新型"带刃针具"，为田纪钧教授首创。刃针疗法则是以刃针进行软组织微创术的治疗方法。刃针疗法源于中医学理念中的古九针，以现代医学理论为框架，以现代诊疗理念为指导，在设计上侧重针的形状，强调产生信息调节、解除过大应力及热效应三种功效，是传统与现代相结合的一种特色疗法。因其疗效确切、安全微创（一直在脂肪层操作）、微痛（拍击套管，加快进针速度）、省时便捷（每5天1次，每次3分钟）等特点，正逐渐被应用于临床减肥。

治疗取穴：

主穴：中脘、天枢、水分、外陵、上巨虚、足三里、三阴交等穴。胃热湿阻者加曲池、合谷、公孙、内庭等穴；脾虚湿阻者加丰隆、阴陵泉、气海、水道等穴；肝郁气滞者加肝俞、期门、行间、太冲等穴。

操作方法：患者取仰卧位或俯卧位，充分暴露操作部位皮肤，在确定的穴位或脂肪堆积处用龙胆紫做一标记，用安尔碘消毒，医者带无菌手套，根据患者体质的强弱及局部肥厚程度分别选用0.70mm×60mm、0.70mm×40mm、0.35mm×40mm等不同型号的无菌刃针进行操作。以左手拇指、食指捏住刃针套管，针尖对准所取的穴位，其余三指作为支撑，压在进针点附近的皮肤上，使之固定。用右手食指快速拍击刃针尾部，使之进入脂肪层后，取下套管，纵行或横行切割或摆动,即出针,稍加压迫针孔,敷贴创可贴。在脂肪较多的腹部、大腿等部位快速直刺入皮肤后,倒置针身,在脂肪层沿经络向前推切 2 ～ 3 针,同时作扇形摆动,还可在脂肪层分层次作推切、摆动;或在脂肪堆积部位每 1cm 左右刺一针行密集刺。对脂肪颗粒粗大的或局部形成团块、硬结、条索的可行纵行切割、横行摆动,进行疏通松解,出针后按压针孔 1 分钟,贴创可贴即可。在停滞期时,可不马上起针,适当留针 10 分钟后再起针以增强疗效。每次选取 4 ～ 6 个穴位,每 5 天 1 次,6 次为 1 个疗程,休息 1 周后,再进行第 2 个疗程治疗。

在临床观察中发现,本病经上述治疗后,其肥胖各项指标比较差异均具有显著性意义,刃针疗法对减轻肥胖患者的体重、体围、减少脂肪含量疗效显著,且对降低肥胖患者引起的高血压病、糖尿病等发生率也有积极的预防作用。

刃针疗法以针刺理论为指导,将"针"与"刃"巧妙地融为一体,在针刺穴位的同时,通过"刃"的切割,扩大了针刺的作用,使经络和穴位经气得以快速激发,产生较强的信息震荡(即得气),通过经络信息通道传输气血;另一方面,通过切割筋膜,消除过高应力,从而影响其中通过的各种信息传递系统及经络系统,使局部的气血疏通,达到消肥散积的目的。

【验案赏析】

张某,女,38 岁,已婚。身高 162cm,体重 91.6kg,腰围 114cm,臀围 116.5cm。近几年来体重一直持续增长,多食易饥,胃脘滞闷,口干舌燥,口渴喜饮,大便秘结,舌红,苔黄,脉滑数。曾自服减肥药无效而来诊。刃针取中脘、天枢、水分、上巨虚、足三里、三阴交、曲池、合谷、公孙、内庭等穴。经刃针治疗 1 次后即有明显食欲减退的感觉,3 次后,便秘、口干症状得到明显改善。3 个疗程后,体重降为 76.2kg, 腰围 98cm, 臀围 106cm, 自觉身体轻盈, 精力充沛。

"胡氏水穴" 疗法……治疗单纯性肥胖

李季等医师 (成都中医药大学附属医院, 邮编:610072) 采用四川省名老中医胡玲香的胡氏水穴治疗单纯性肥胖, 取得满意疗效。

【绝技妙法】

中医认为, 肥胖多因嗜食肥甘、贪图安逸、久居湿地或情志不畅等病因导致。肥人多痰湿, 痰浊虽为脾不运化所致, 但痰浊属阴, 归属水类, 亦为肾所主。肾为先天之本, 水火之根, 内藏元阴元阳, 维持和调节人体的水液代谢。故肥胖的根本病机, 是由肾气不足, 膀胱气化无力, 水液运化失调, 痰湿内聚, 积于肌肤腠理而成。其中肾虚或源于先天禀赋不足, 或因于后天肾气损耗, 失于调养。肾主水, 肾气为水液代谢之原动力, 在肾的蒸腾气化下, 升清降浊, 并司膀胱开合, 使尿液的生成和排泄正常, 如肾有病变, 主水的功能失常导致水液障碍, 以致水湿形成, 此为肥胖虚之本; 水湿潴留而为痰, 痰湿一经酿成之后, 就成为致病的病邪, 引起多种病理变化, 湿性重浊黏滞, 每多迁延难却; 痰多稠厚, 为病无处不到, 此为肥胖实之标。所以, 治疗肥胖, 在标祛水湿痰浊, 在本扶肾固元, 标本同调, 为治疗大法。

胡氏水穴是由四川省名老中医胡玲香主任医师创立的。水穴源自于《素问·水热穴论》, 包括: ①督脉: 长强、腰俞、命门、悬枢、脊中。②膀胱经: 大肠俞、中膂俞、小肠俞、膀胱俞、白环俞、秩边、胞肓、志室、肓门、胃仓。③肾经: 横骨、大赫、气穴、四满、中注、大钟、照海、复溜、交信。④胃经: 气冲、归来、水道、大巨、外陵。胡玲香主任医师在穴位的选取上,取其部分穴位,再结合太溪、支沟穴位,认为无论从局部、从整体,对肥胖既可以治本,也能治标。

治疗选用胡氏水穴:分为两组,第1组选用横骨、大赫、气穴、四满、中注、支沟。第2组选用大肠俞、关元俞、小肠俞、膀胱俞、白环俞、太溪。两组穴位均取双侧,交替使用。

操作方法:以华佗牌2～2.5寸3号不锈钢针,垂直进针后,前2周使用提插捻转泻法,2周后行提插捻转平补平泻法,针感强度以病人能耐受为度。留针30分钟,留针期间行针2次。

疗程:前2周每周5次,2周后每周3次,3个月为1个疗程。

胡氏水穴中,横骨、大赫、气穴、四满、中注五穴为肾经位于腹的穴位,是肾气输注于腹部的地方,又是水液代谢出入的道路,常为脂肪聚集之处,用之则调肾祛水。大肠俞、关元俞、小肠俞、膀胱俞、白环俞为膀胱经之背俞穴,大肠俞、小肠俞、膀胱俞,通腑降浊;大肠俞、关元俞、白环俞助肾益气。支沟为三焦经的经穴,三焦经主一身之气,且经穴主喘咳寒热,也与寒饮水停有关。太溪为肾经的原穴与输穴,有补肾气的作用。诸穴合用,具有益肾气、调气机,助膀胱蒸腾气化,通调水道,促进水液代谢的作用。

激光穴位照射……治疗单纯性肥胖

张焕标等医师(南京市下关激光医院,邮编:210015)应用He-Ne激光照射穴位治疗单纯性肥胖病,取得了较好的疗效。

【绝技妙法】

日常生活中,不同个体对热量的需求差异很大,少者每日仅需1500卡左右,多者则达3000卡以上。体重之所以能保持相对恒定,主要是由于神经内分泌系统对人体的活动、摄食以及代谢等过程进行生理调节的缘故。

经络与脏腑密切相关,光针除具有调节经络的功能外,还起着调节人体水盐代谢,增强酶的活性,促进脂肪、糖、蛋白质代谢的作用,从而纠正脂质正常代谢,增强免疫功能,使体重恢复正常。

选用激光治疗仪,输出功率为 20mW,波长为 6328A° ,光纤末端输出功率为 3 ～ 4mW。

取穴:根据中医经络学说,以循经取穴为主,辨证施治。

(1) 脾运失健,气虚湿滞者,取曲池、列缺、水分、天枢、关元、三阴交等,耳穴配脾、肺、肾、腹、三焦等。

(2) 阳明内热,湿浊瘀阻者,取曲池、支沟、腹结、三阴交、内庭等,耳穴配肺、三焦、大肠、直肠下段等。

(3) 冲任失调,带脉失约者,取曲池、关元、四满、带脉、三阴交等,耳穴配肾、脾、内分泌、子宫、直肠下段等。

操作:以光代针,用 He-Ne 激光治疗仪光纤末端对准穴位照射,每个穴位 3 ～ 5 分钟。能量密度:12.9J/cm²。

疗程:每日 1 次,12 次为 1 个疗程,疗程间隔 7 ～ 10 天,一般治疗 3 个疗程。

【验案赏析】

案 1:王某,女,25 岁,工人。初诊日期:1988 年 5 月 6 日。

患者自幼体重大于同龄人,3 年前结婚后体重又明显加重,食欲增加、头昏、胸闷、心悸、易汗、腹胀、便稀、懒言、乏力、嗜睡,不能耐受较重的体力劳动,月经正常。察其体表:皮下脂肪厚。身高 153cm,体重 68kg,腹围 121cm。舌苔厚腻,舌质胖,脉细无力。诊断为重度单纯性肥胖。此为脾运失健,气虚湿滞,治当补气运脾化湿。取体穴:曲池、列缺、水分、关元、三阴交。耳穴:脾、肺、肾、三焦。经 He-Ne 激光穴照,第 1 个疗程结束体重下降 3.5kg,腹围减小 11cm, 自觉症状好转。休息 7 天取原穴继续治疗。第 2 个疗程结束体重下降至 61kg, 腹围减小至 95cm, 食纳正常，精力充沛。

案 2: 陈某，女，45 岁，干部。初诊日期：1988 年 6 月 7 日。

自诉体重明显增加已有 5 年。平素常头晕乏力，呼吸短促，腰膝酸软，月经不调，带下量多。身高 167cm, 体重 78kg, 腹围 114cm。舌质淡，苔白腻，脉缓无力。无家族肥胖史。查血总胆固醇 6.1mmol/L, 葡萄糖耐量试验、促肾上腺皮质激素试验均阴性，头颅 X 线平片无异常。诊断为重度单纯性肥胖。此为冲任失调，带脉失约。治宜调理冲任，约束带脉。取体穴：曲池、关元、四满、带脉、三阴交。耳穴：肾、脾、内分泌、子宫、直肠下段。经 He-Ne 激光穴照，15 天后，体重下降 4.5kg, 腹围减小 5cm。休息 1 周，继续第 2、第 3 个疗程。3 个疗程后，体重降至 67.5kg, 腹围减小至 101cm, 患者十分满意。

穴位贴磁疗法……治疗单纯性肥胖

张红等医师 (新疆维吾尔自治区人民医院，邮编：830001) 运用穴位贴磁疗法治疗单纯性肥胖，并与普通针刺疗法比较，结果发现穴位贴磁和针刺法治疗单纯性肥胖症均有效，穴位贴磁疗法对腹部的减肥效果优于针刺法。

【绝技妙法】

主穴：中脘、水分、气海、关元、天枢、大横、足三里、阴陵泉。

配穴：①胃肠实热型：曲池、上巨虚、下巨虚、内庭；②肝郁气滞型：三阴交、太冲、曲泉；③脾虚痰浊型：脾俞、丰隆、水道；④脾肾阳虚型：脾俞、肾俞、三阴交、太溪。

操作方法：用强力磁疗贴，磁场强度为 3000Gs, 磁疗贴直径 5mm, 厚度 2mm。准确取穴，75% 酒精穴位皮肤消毒后，将磁疗贴用胶布固定,且相邻穴位的磁极按异名极并置排列,使其与皮肤紧密接触。留置 30 分钟,每日 1 次,每周治疗 5 次,治疗 4 周。

饮食要求:患者治疗期间均按常见食物热量单饮食,饮食结构无任何限制,但每日摄入热量不能超过维持原有体重所需要的热量,摄入热量标准参照我国营养学会提供的成年人在不同劳动情况下每日所需标准,不超过最大值。穴位贴磁和针刺疗法都是通过减少单纯性肥胖患者的体脂量从而降低体重。因此,与针刺一样,降低肥胖患者的血清瘦素水平、减轻肥胖患者瘦素抵抗是穴位贴磁疗法减肥机理之一。

穴位贴磁是应用一种无形的但有"力"的磁场刺激作用于穴位而起作用。科学实验已证实磁疗可以改善心脑血管的代谢,促进细胞代谢,活化细胞,从而加速细胞内废物和有害物质排泄,平衡内分泌失调,促进血液循环,改善血脂代谢,降低胆固醇。本研究利用"磁"的刺激作用,并按照中医辨证分型取穴,治疗单纯性肥胖取得了满意的疗效。同时因为穴位贴磁疗法具有简便易行、无痛苦、适于家庭普及的优点,所以值得推广。

经络推拿术······治疗单纯性肥胖

邵湘宁等医师(湖南中医药高等专科学校,邮编:412012)自拟一套经络推拿术应用于临床治疗单纯性肥胖,取得了满意的疗效。

【绝技妙法】

经络推拿术是根据中医经络的循行路线,即腹部以正中线为内,从内到外依次有任脉、肾经、胃经、脾经、肝经的分布,根据《内经》理论"经脉所过,主治所及"的原则,对腹部施以经络推拿治疗术。

由于腹部脾、胃两经的循行，此两经对人体消化系统和水谷精液的吸收、化生、利用有重要作用，能对人体多余的脂肪进行动员利用，燃烧或转化为其他能量消耗；此外，在腹部对这些经脉施术还有抑制饮食水谷吸收的作用，使得吸入减少，从而达到双重调节作用的目的。

治疗方法：

(1) 找准腹部的任脉经、肾经、胃经、脾经、肝经 5 条经脉，9 条循行线路进行点穴推拿 2 ～ 3 分钟。

(2) 环摩脐周，以两手掌搓热，趁热以一手掌置于脐上，顺、逆时针，从小到大，从大到小，稍用力摩腹各 2 ～ 3 分钟。

(3) 提拿腹肌，以一手提拿中脘穴肌肉组织，另一手提拿气海穴处肌肉组织，提拿时宜面积大，力量深沉。拿起时可加捻压动作，放下时，动作应缓慢，反复操作 20 ～ 30 次。

(4) 推擦腹部，双掌自肋下向腹部用力推擦，以透热为度。

(5) 拿胁肋，双手从胁下拿胁肋部肌肉，一拿一放，拿起时亦应加力捻压，并由上向下操作，反复进行 20 ～ 30 次。

(6) 分推腹阴阳，用两手四指分置于剑突下，自内向外下方沿季肋下缘分推 20 ～ 30 次。

(7) 按揉经络穴位，以一手手指按揉上脘、中脘、神阙、气海、关元、天枢等穴各 0.5 分钟。

前 5 天每天 1 次，以后则隔天 1 次，20 次为 1 疗程，1 个疗程后休息 5 天后行下一疗程。一般治疗 2 个疗程为度。

经络推拿术克服了药物的副作用，对任何人群都有肯定的疗效，且无任何副作用，甚至还有保健作用，可以大力推广。

循经点穴推拿减肥

吴继武等医师(陕西省中医药研究院肥胖病治疗研究中心，邮编:710003)用循经点穴推拿治疗单纯性肥胖，总有效率为96.2%，具有、清胃热、利水湿、助脾运、活气血、消除饥饿感、减轻体重，增强体质之功效。

【绝技妙法】

治疗时用循经点穴推拿手法，即让患者仰卧位，术者循肺、胃、脾、肾经走行部位进行推拿，点中府、云门、提胃、升胃、腹结、府舍、中脘、气海、关元等穴，然后换俯卧位，推拿膀胱经，点脾俞、胃俞、肾俞等穴，有并发症加相应经结穴位。隔日推拿治疗1次，每次30分钟，每周3次，4周为1个疗程。

部分患者，治疗后空腹血糖在正常范围内有上升趋势，白细胞计数增多，这也是推拿能消除患者饥饿感和机体抵抗力有所增强的原因之一。同时还观察到血浆总胆固醇和甘油三酯有下降趋势，高密度脂蛋白上升，从而有利于预防和消除血管内的动脉粥样斑块。心功能测定发现推拿治疗后左心室射血时间延长，射血前期收缩时间变短，心肌收缩功能明显好转。

循经推拿点穴减肥疗法通过经络系统及脏腑功能的调节疏导，清胃热利水湿，助脾运，活气血，使体内停聚的脂膏消解，湿浊排泄，气机通畅，阴平阳秘，有效地消除患者的异常饥饿感和过度疲劳感。这样能使患者自主运动和控制食量的能力明显增强，减肥期间，始终能保持摄入总热量低于消耗总热量，从而消耗掉体内过剩脂肪，达到减肥的目的。

【验案赏析】

案1：金某某，女，22岁，韩国人。肥胖5年，身高165cm，体重148kg，腹围143cm。患者5年前开始发胖，嗜睡身懒，身困乏力，食量增大，活动减少，去年1年突然增胖至140kg，稍活动胸闷气喘，经期推后2月行经1次，睡眠打呼噜，1992年12月15日来西安减肥门诊就诊。经推拿治疗7个月，体重降至73kg，腹围缩至94cm，体力明显增强，可以爬山，月经恢复每月1次，睡眠不再打呼噜。

案2：李某某，女38岁，西安某工厂工人。肥胖10余年，身高161cm，体重96kg，腹围112cm。患者于产后发胖，喜躺卧，睡眠多，体力活动较少，平时喜食甜食及油腻饭菜，以往容易感冒，有慢性支气管炎史，每到冬季感冒咳嗽气短，发病较频。平时稍事活动就胸闷气短。1989年3月29日就诊。经推拿治疗10个疗程，体重降至61.5kg，腹围缩至72cm，体质明显增强，慢性支气管炎痊愈。

【按语】循经点穴推拿治疗，能消除饥饿感，减轻体重，增强体质，提高机体耐受力，从而使肥胖患者减轻了身心负担，增加了体育活动和社会交往，更有效地去学习、工作和生活。

非药物治疗内分泌失调性肥胖

厉　洪等医师（哈尔滨市中医院，邮编：150001）用非药物疗法观察治疗不同民族、不同国籍内分泌失调性肥胖患者，均取得满意疗效。

【绝技妙法】

治疗原则：以调节人体内分泌系统为主，辅以利湿祛痰，抑制食欲。

取穴：内分泌，皮质、肾上腺、肾、三焦、饥点、渴点。

配穴：伴嗜睡多眠者加交感，女性患者加卵巢穴。

操作：王不留行籽耳穴埋压，胶布固定，2日1次，10次为1个疗程，左右耳交替，休息5天后可进行第2个疗程，连续观察3个疗程后统计疗效。

治疗期间应嘱病人多食蔬菜、水果，少食高脂肪、高热量的食物，有助于提高疗效。

耳压疗法能够调整脾胃运化功能，化脂降浊，调节人体的内分泌系统。肥胖症的产生正是由于内分泌失调引起脾胃功能失调，水谷精微不得输布，脂浊内聚所成。临床观察到：内分泌、皮质下、肾上腺穴具有调节人体内分泌系统的功能，肾、三焦具有健脾利湿、化脂降浊的作用，饥点、渴点能控制食欲以达到减肥的目的。

【验案赏析】

内拉·革拉瓦亚，女，44岁，1992年9月初诊。身高1.72m，体重112kg，超过标准体重72.8%。自述原来形体标准，由于患风湿病后服用激素类药物，体重逐渐增加。停药后体重继续增加，多食易饥，嗜睡，疲乏无力，行动迟缓笨拙。经治疗3次后，食欲明显减少，第1个疗程结束后，体重下降9kg，第2个疗程体重下降6kg，第3个疗程体重下降6.5kg，3个疗程体重共下降21.5kg。随访6个月，体重没有回升。

月经周期减肥法······治疗妇女肥胖症

柴振江医师(天津市河西桃园医院，邮编：300204)经针刺与耳穴贴压，并运用月经周期减肥法治疗妇女肥胖症，效果显著。

【绝技妙法】

(1) 针刺法：常规用穴：中脘、水分、天枢、滑肉门、外陵、关元、水道、风市、地机。月经期常规用穴配加合谷、太冲、足三里、三阴交。月经后期除常规用穴外配加太溪、肾俞、脾俞。针刺 1 周后，可改用常规用穴至月经来潮，循环采用本法治疗。无月经、闭经或月经前后不定期患者，在常规用穴基础上，配加太溪、中极、归来、交信、膈俞。用提插捻转针法，每次留针 20 ~ 30 分钟，隔日 1 次，15 次为 1 个疗程。

(2) 耳压法：取穴：肺、大肠、神门、甲状腺、胃、脾、三焦、内分泌、饥点、脑垂体、肾、食道。采用耳穴探测仪找出阳性点，每次取 4 ~ 5 个穴。常规消毒耳部皮肤，用带王不留行籽的胶布固定在相应的敏感穴位，每周 2 次，8 次为 1 个疗程。嘱患者在三餐前按压穴位，使之产生酸胀感，程度以能耐受为宜。

针刺减肥以取任督二脉、太阴、阳明、膀胱经穴为主，具有健脾除湿、调和营卫、通利三焦之作用；耳压可以抑制食欲，延缓胃肠排空时间，同时还有利尿、通便之功效。

月经周期减肥法就是通过针刺调整月经前后的激素水平，在经前尽量控制体重上升，使体重增加幅度最小，并且改善经期状况；经后尽量使上升的体重完全或大部分回落至最低点。经针刺 3 个疗程，肥胖女性的月经明显改善达 85.2%。

一般肥胖女性，病程越短，治愈率越高，反之越低。某些药源性肥胖停药半年内体重下降迅速；更年期引起的肥胖应在闭经后一年进行治疗；糖尿病、垂体性肥胖在原发病控制的基础上其疗效比较明显；遗传性肥胖疗效不理想；大量失血及卵巢切除术引起的肥胖针刺效果不佳；产后肥胖患者应在断乳后方可采用本方法治疗，一般产后 3 个月到 1 年针刺效果显著，可恢复至产前体重的 90% ~ 95%。

图书在版编目（CIP）数据

名中医肥胖科绝技良方/吴大真等主编. —北京：科学技术文献出版社，2008.12（2020.8重印）

（名中医绝技良方）

ISBN 978-7-5023-6194-5

Ⅰ.①名… Ⅱ.①吴… Ⅲ.①肥胖病—验方—汇编 Ⅳ.① R289.5

中国版本图书馆 CIP 数据核字（2008）第 170937 号

名中医肥胖科绝技良方

策划编辑：袁其兴 责任编辑：袁其兴 责任校对：梁桂芬 责任出版：张志平

出　版　者	科学技术文献出版社	
地　　　址	北京市复兴路15号　邮编　100038	
编　务　部	（010）58882938，58882087（传真）	
发　行　部	（010）58882868，58882870（传真）	
邮　购　部	（010）58882873	
官　方　网址	www.stdp.com.cn	
发　行　者	科学技术文献出版社发行　全国各地新华书店经销	
印　刷　者	北京虎彩文化传播有限公司	
版　　　次	2008 年 12 月第 1 版　2020 年 8 月第 5 次印刷	
开　　　本	650×950　1/16	
字　　　数	135千	
印　　　张	11.75　彩插2面	
书　　　号	ISBN 978-7-5023-6194-5	
定　　　价	28.00元	

236